# 獣医整形内科

―運動器疾患のプライマリー診療―

# II

監修：**中島 尚志**（HJS代表）

# 序文

　先ごろ上梓させていただいた「獣医整形内科－手術をしない もうひとつの整形－」では，多くの先生方のご支持をいただきましたことを感謝いたします。そしてこの企画によって，臨床の先生方の運動器疾患への高い関心を知ることができ，再び新たな情報の発信ができることを重ねて感謝いたします。

　近年の人の医療では，整形外科を標榜する専門医療施設以外のプライマリー診療施設，いわゆる一次診療病院が運動器疾患を発見し，治療や簡単な理学療法の指導まで行う流れが作られつつあります。これは運動器疾患が，医療の中でも重要なcommon diseaseであり，かつ生涯にわたるコントロールが必要なケースが多いということが，患者さんや一次診療の医師たちに理解されてきたためと考えられます。運動器疾患は，同様に多くの動物たちにとっても罹患する可能性がきわめて高いcommon diseaseでもあります。そしてプライマリー動物病院は，動物が最初に訪れる医療機関であり，同時に終生通い続ける施設でもあることから，もっとも早く疾患を発見して終生にわたる適切なコントロールができる可能性がある唯一の施設ともいえます。

　動物たちにとって，プライマリー動物病院での早期発見とコントロールが達成できたなら，そのメリットはきわめて大きなものになると考え，一次診療施設で行うべき運動器疾患への適切な介入方法を前回の「獣医整形内科－手術をしない もうひとつの整形－」で提案しました。

　今回の「獣医整形内科Ⅱ－運動器疾患のプライマリー診療－」では，前回，網羅しきれなかった重要事項について各論を中心にまとめました。これは，整形を系統的に基礎から学ぶ従来の手法ではなく，common diseaseに対して翌日から適切な対応ができるようになることを目的としており，医学領域での非専門医への運動器対応教育を踏襲しています。

　さらに本書では，一般の成書ではあまり記載されていない，かつ現時点であるいは将来有望と考えられる介入法を，トライアルとして紹介しました。診療への新たな試みとして，内科的かつ総合医療的発想の整形対応を，ぜひ取り入れてみてください。

2017年12月<br>
中島 尚志（HJS代表）

# CONTENTS

## 第1章　各論から診断,治療へのアプローチ

### 1　成長期に診断すべき運動器疾患
林 慶（コーネル大学 獣医学部 准教授） ………… 6

### 2　前十字靭帯断裂（前十字靭帯病）
木村 亮太, 是枝 哲彰（藤井寺動物病院・動物人工関節センター） ………… 18

### 3　骨折と脱臼の一次管理
枝村 一弥（日本大学獣医外科学研究室 准教授, 日本大学動物病院整形外科 小動物外科専門医） ………… 46

### 4　股関節関節症と股関節形成不全
中島 尚志（HJS代表） ………… 58

### 5　運動器症状を呈する腫瘍性疾患
市川 美佳（日本動物高度医療センター川崎本院 腫瘍科） ………… 64

## 第2章　運動器疾患トライアル

### 1　一次動物病院での理学療法トライアル
佐野 忠士（酪農学園大学獣医学群・獣医保健看護学類 動物行動学ユニット動物集中管理研究室 准教授） ………… 74

### 2　運動器疾患のCT診断トライアル
米地 謙介（奈良動物二次診療クリニック） ………… 82

### 3　義肢というトライアル
島田 旭緒（東洋装具医療器具製作所） ………… 96

### 4　運動器への代替医療トライアル －中医学編－
作佐部 紀子（日本獣医中医薬学院・安房中央動物病院） ………… 106

# 日本で初となる、一次診療の獣医師を対象にした整形疾患の指針書

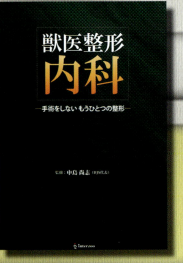

## 獣医整形内科
～手術をしない もうひとつの整形～

**大好評発売中！**

A4判　並製本　130頁　オールカラー
監修　中島 尚志（HJS代表）

**定価 9,800円（税別）**

※発送手数料は一回のご購入につき一律 650円（税別）いただいております。

### 獣医整形内科とは？

犬や猫の整形疾患罹患率は高く、一般的に整形疾患＝手術というイメージがありますが、手術の適応になる症例はほど多くはありません。手術非適応の個体の多くは、診断～保存療法あるいは経過観察になることから、「**整形疾患の本質は内科**」であるともいえます。

一次診療で重要なのは、専門医療で重視される確定診断～手術治療の能力ではなく、健常と考えられる群から、いかに整形疾患に罹患した個体を抽出できるか、またその個体の症状の進行を制御する、あるいは QOL を改善するための介入ができるかだと考えられます。

一次診療の獣医師向けの整形疾患の指針は今まで存在しなかったことから、本書は臨床でもっとも有用な運動器疾患への情報を発信します。

（序文より一部抜粋）

## 整形内科に必要な４つの事項をわかりやすく解説

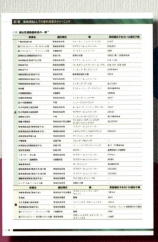

### ① 未発症群への医学的監視
運動器疾患の発症リスクをみきわめるため、ハイリスク群の遺伝的素因や、犬種、猫種別の好発疾患を解説。

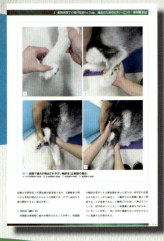

### ② 初期軽症群の発見と抽出
飼い主が異常を発見して初めて獣医師が異常に気づくのではなく、来院時に獣医師が徴候を見抜いて発見する方法を解説。

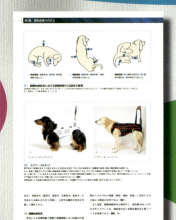

### ③ 未症状群への介入
強力な薬物や手術ではなく、もっとも有効な体重管理と運動のコントロールの他、サプリメント、消炎鎮痛薬の使用法、予防的理学療法や装具の装着などを解説。

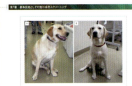

### ④ 重症群への診断
明確な症状を示す重症例の診断を、精密検査ではなく、一次診療で有効な Snap Diagnosis によって根拠を捜していく方法を解説。

### [ 目次 ]

**はじめに**
整形内科について／中島 尚志

**第1章　基本技能としての整形疾患スクリーニング**
1. 運動器疾患を理解するための生理学と解剖学／中島 尚志
2. 動物病院での跛行診断1st Step：抽出のためのスクリーニング／本阿彌 宗紀
3. 歩行に関連する神経のスクリーニング検査／長谷川 大輔
4. スクリーニングのための運動器X線検査／小野 晋
5. 遺伝的要素と運動器疾患／鷹栖 雅峰
6. 超音波診断装置による運動器の評価／本阿彌 宗紀
7. 股関節と膝関節のSnap Diagnosisと診断の流れ／枝村 一弥

**第2章　整形疾患への介入**
1. 運動器疾患コントロールの原則／佐野 忠士
2. 薬やサプリメントの使いどころ／佐野 忠士
3. 装具を使用したコントロール／島田 旭緒
4. 運動療法 総論と各論／依田 綾香

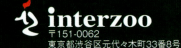

interzoo
〒151-0062
東京都渋谷区元代々木町33番8号

受注専用TEL. **0120-80-1906**
受注専用FAX. **0120-80-1872**
お電話受付：平日10:00～18:00　FAX受付：年中無休・24時間受付

●インターネットで
https://interzoo.online/

**Facebook 好評配信中**

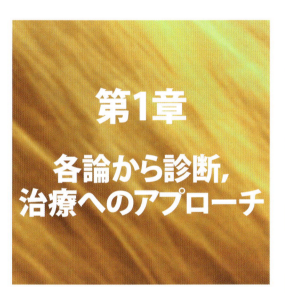

# 第1章
## 各論から診断, 治療へのアプローチ

1. 成長期に診断すべき運動器疾患
2. 前十字靭帯断裂（前十字靭帯病）
3. 骨折と脱臼の一次管理
4. 股関節関節症と股関節形成不全
5. 運動器症状を呈する腫瘍性疾患

# 第1章 各論から診断,治療へのアプローチ

## 1 成長期に診断すべき運動器疾患

林 慶（コーネル大学 獣医学部 准教授）

### はじめに

成長期に発症する運動器疾患は，ワクチン接種時や初めての健康診断時に，早期発見し迅速に対応しなくてはならないことが多い。とくに犬においては，遺伝的な要素が強く関連し，先天性の異常が成長期早期において運動機能に重度な障害を起こす。ここでは，犬種，サイズ，月齢によって代表的な発症のパターンを理解しておくことが診断に役立つ。実際の診断には，触診による疼痛反応の確認と，クオリティの高いX線検査による画像診断が重要である。

### 成長中の小型犬—前肢の異常

#### 先天性の肩関節脱臼，肩甲関節窩形成不全（図1〜5）

先天性の肩関節脱臼は，肩甲関節窩形成不全などとともに，上腕骨頭が完全に内方に転位している重篤な疾患である。

**症状**：重度な疼痛を示し，患肢を挙上する。
**診断**：触診とX線検査。
**治療**：高度な外科的治療が適応になるため，整形外科専門医に迅速に紹介。

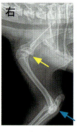
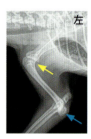

図2 先天性の肩関節脱臼,ラテラル像（ポメラニアン,4カ月齢,2.8kg）。両側性の肩関節脱臼,肩甲関節窩形成不全,および両側性の肘関節の脱臼が認められる。

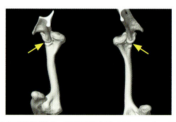

図3 先天性の肩関節脱臼,CT画像（ポメラニアン,4カ月齢,2.8kg）。両側性の肩関節脱臼,肩甲関節窩形成不全が認められる。

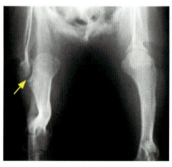

図4 先天性の肩関節脱臼（パピヨン,12カ月齢,3.2kg）。片側性の肩関節脱臼,肩甲関節窩形成不全が認められる。

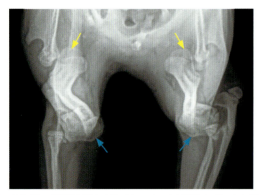

図1 先天性の肩関節脱臼（ポメラニアン,4カ月齢,2.8kg）。両側性の肩関節脱臼,肩甲関節窩形成不全,および両側性の肘関節の脱臼が認められる。

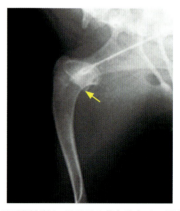

図5 先天性の肩関節脱臼,ラテラル像（パピヨン,12カ月齢,3.2kg）。肩関節脱臼,肩甲関節窩形成不全が認められる。

## 非外傷性，習慣性の肩関節脱臼（図6, 7）

先天性形成不全の認められない，肩関節の形状が比較的正常な小型犬が，非常に軽度な外傷や運動で，肩関節を内方に脱臼する症例が時折認められる。

**症状**：脱臼直後より，重度な疼痛を示し，患肢を挙上する。

**診断**：触診とX線検査。

**治療**：非観血的整復とスリング包帯で維持が可能な場合もあるが，不安定で再脱臼する場合，外科的治療が適応になることが多い。

## 先天性の肘関節脱臼（図8〜14）

3つのタイプに分類される。①橈骨頭が，外方に脱臼し，尺骨は比較的正常な位置にあるもの，②尺骨が外方に回転しているもの（一番多いタイプ），そして③橈骨，尺骨ともに脱臼しているもの（稀）。

**症状**：重度の跛行と前肢の変形を示す。前肢歩行不可能なものもある。

**診断**：触診とX線検査。

**治療**：高度な外科的治療が適応になるため，整形外科専門医に迅速に紹介。あるいは，完治の見込みはないため介護療法。

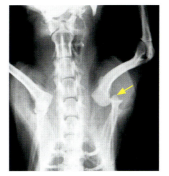

図6 習慣性の肩関節脱臼（パピヨン，8カ月齢，3.0kg）。片側性の肩関節脱臼が認められるが関節の形成異常は認められない。

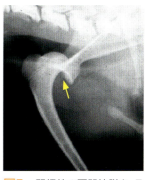

図7 習慣性の肩関節脱臼，ラテラル像（パピヨン，8カ月齢，3.0kg）。肩関節脱臼が認められるが関節の形成異常は認められない。

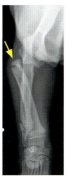

図8 先天性肘関節脱臼，タイプ1（雑種，4カ月齢，5.0kg）。橈骨頭が外方へ脱臼。

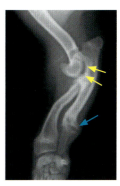

図9 先天性肘関節脱臼，タイプ1，ラテラル像（雑種，4カ月齢，5.0kg）。橈骨頭が外方へ脱臼。上腕尺骨関節にも不適合の所見が認められ，尺骨遠位の成長板の異常が疑われる。

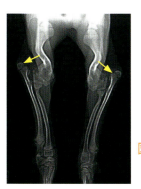

図10 先天性肘関節脱臼，タイプ2，ラテラル像（雑種，4カ月齢，6.0kg）。尺骨が外方へ回転。

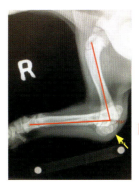

図11 先天性肘関節脱臼，タイプ2（雑種，3カ月齢，0.4kg）。尺骨が外方へ回転し，肘関節が屈曲位で固定されている。

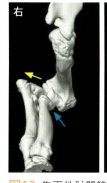

図12 先天性肘関節脱臼，タイプ2-3，前方CT像（雑種，3カ月齢，10kg）。尺骨が外方へ回転し，橈骨頭が外方へ脱臼し始めている。

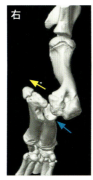

図13 先天性肘関節脱臼，タイプ2-3，後方CT像（雑種，3カ月齢，10kg）。尺骨が外方へ回転し，橈骨頭が外方へ脱臼し始めている。

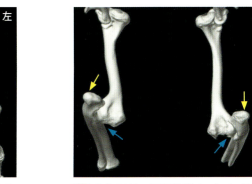

図14 先天性の肩関節脱臼，タイプ3，CT画像（ポメラニアン，4カ月齢，2.8kg）。両側性の肘関節脱臼が認められる（図1, 2参照）。

# 第1章 各論から診断, 治療へのアプローチ

## 前肢の変形（ALD）（図15〜21）

バセット・ハウンドに認められる遺伝性のものや，シー・ズーなどで認められる遠位尺骨成長板早期閉鎖によるものや，原因はさまざまであるが，前腕の湾曲変形，肘関節の非適合（亜脱臼または脱臼），手根関節の不安定症などを引き起こし，重度な運動機能障害を起こす。

**症状**：明らかな前肢の変形と，肘関節疼痛による跛行。
**診断**：触診，繰り返しのX線検査，CT検査。
**治療**：高度な外科的治療が適応になるため，整形外科専門医に迅速に紹介。あるいは，完治の見込みはないため介護療法。

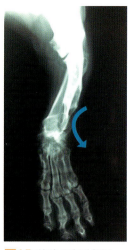

図15 前肢の変形（バセット・ハウンド，12カ月齢）。原因不明の前腕の外反が認められる。

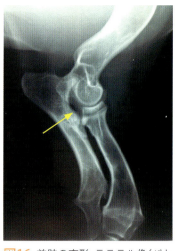

図16 前肢の変形，ラテラル像（バセット・ハウンド，12カ月齢）。原因不明の前腕の外反に加え，肘関節の非適合性（上腕尺骨関節の亜脱臼）が認められる。

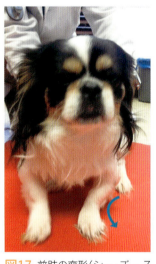

図17 前肢の変形（シー・ズー，7カ月齢）。前腕の外反が認められる。

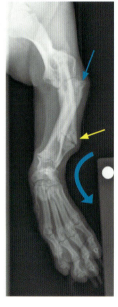

図18 前肢の変形（シー・ズー，7カ月齢）。前腕の外反と肘関節の非適合性（上腕橈骨関節の亜脱臼）が認められる。尺骨遠位の成長板異常が原因として疑われる。

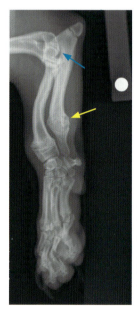

図19 前肢の変形（シー・ズー，7カ月齢）。肘関節の非適合性（上腕橈骨関節の亜脱臼）が認められる。尺骨遠位の成長板が不明瞭で早期閉鎖などの異常が原因として疑われる。

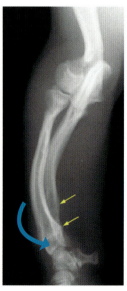

図20 前肢の重度な変形（小型犬雑種，9カ月齢）。前腕の外反と肘関節，および前腕の捻転が認められる。尺骨と橈骨双方の遠位の成長板異常が原因として疑われる。

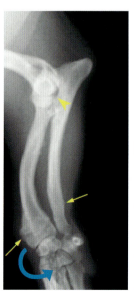

図21 前肢の重度な変形，ラテラル像（小型犬雑種，9カ月齢）。前腕の湾曲と肘関節の非適合性（上腕橈骨関節の亜脱臼），および前腕の捻転が認められる。尺骨と橈骨双方の遠位の成長板異常が原因として疑われる。

## 成長中の大型犬—前肢の異常

### 汎骨炎（PO）（図22）

長管骨に疼痛が生じる症状で，成長期の大型犬に認められる。

症状：複数肢を移行するタイプの疼痛を起こす。元気消失が認められることがある。
診断：長管骨への圧痛反応。X線検査。
治療：NSAIDsなどの対症療法。時間とともに解決。

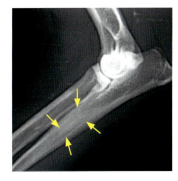

図22 汎骨炎の1例。急激に成長する時期の大型犬，超大型犬に認められる疾患で，どの長管骨の骨髄腔にも発症する可能性があり，指紋を押したような斑状の白っぽい領域として確認される。

### 肥大性骨異栄養症（HOD）（図23〜25）

成長期の犬の橈骨などの遠位の骨幹端の周囲に，骨増生が認められ，原因は不明である。

症状：疼痛，跛行，元気消失の原因となる。
診断：触診（腫脹と疼痛）とX線検査。
治療：NSAIDsなどの対症療法。全身性に抗菌薬を経口投与することもある。

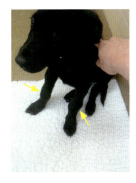

図23 肥大性骨異栄養症（HOD）（ラブラドール・レトリーバー，4カ月齢）。橈骨と尺骨の遠位の部分が腫脹する。

### 前肢の変形（ALD）（図26〜29）

レトリーバー種に認められる遺伝性のものや，ジャーマン・シェパードに認められる遠位尺骨成長板早期閉鎖によるものなど，原因はさまざまであるが，前腕の湾曲変形，肘関節の非適合，手根関節の不安定症などを引き起こし，重度な運動機能障害を起こす。

症状：明らかな前肢の変形と，肘関節疼痛による跛行。
診断：触診，繰り返しのX線検査，CT検査。
治療：高度な外科的治療が適応になるため，整形外科専門医に迅速に紹介。

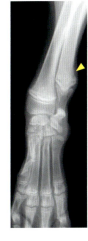

図24 肥大性骨異栄養症（HOD）（ラブラドール・レトリーバー，4カ月齢）。尺骨の遠位の成長板領域に異常が認められる。

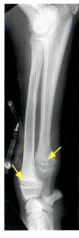

図25 肥大性骨異栄養症（HOD），ラテラル像（ラブラドール・レトリーバー，4カ月齢）。橈骨と尺骨の遠位の成長板領域に異常が認められる。

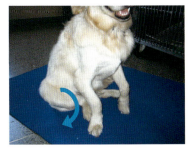

図26 前肢の変形（ゴールデン・レトリーバー，4カ月齢，22kg）。両側性の湾曲性の変形が認められる。

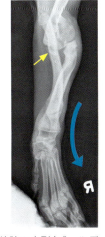

図27 前肢の変形（ゴールデン・レトリーバー，4カ月齢，22kg）。前腕の変形と肘関節の亜脱臼が認められる。

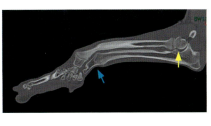

図28 前肢の変形，CT画像（ジャーマン・シェパード・ドッグ，5カ月齢）。前腕の変形と肘関節の亜脱臼が認められる。尺骨の遠位の成長板の早期閉鎖が疑われる。

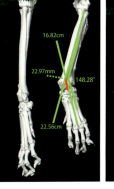
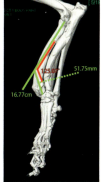

図29 前肢の変形，CT画像（ジャーマン・シェパード・ドッグ，5カ月齢）。前腕の角度変形の位置，そしてその度合いが画像を基に算定できる。

# 第1章 各論から診断,治療へのアプローチ

## 先天性の肩関節脱臼,肩甲関節窩形成不全（図30, 31）

先天性の肩関節脱臼は,肩甲関節窩形成不全などとともに,上腕骨頭が完全に内方に転位している重篤な疾患。

**症状**：重度な疼痛を示し,患肢を挙上する。
**診断**：触診とX線検査。
**治療**：高度な外科的治療が適応になるため,整形外科専門医に迅速に紹介。

## 肩関節離断性骨軟骨症（OCD）（図32〜36）

成長中の大型犬によく認められる遺伝的な疾患である。両側性の場合もある。

**症状**：軽度から中等度の跛行が持続する。
**診断**：触診とX線検査。
**治療**：難易度の高い手術が最も有効だが,手術が不可能な場合は対症療法と運動療法を行う。

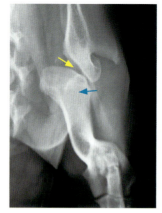
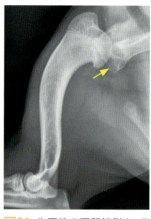

図30 先天性の肩関節脱臼（ラブラドール・レトリーバー,12カ月齢,28kg）。関節の異形成と上腕骨頭の内方への変位が認められる。

図31 先天性の肩関節脱臼,ラテラル像（ラブラドール・レトリーバー,12カ月齢,28kg）。関節の異形成,特に肩甲関節窩形成不全が認められる。

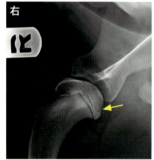
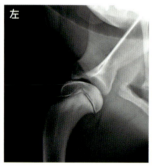

図32 肩関節のOCD,ラテラル像（雑種犬,7カ月齢,22kg）。右肩の上腕骨頭尾側部の平坦化が認められる。

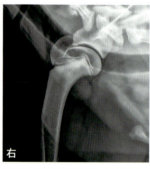
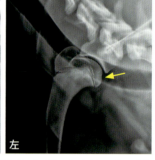

図33 肩関節のOCD,ラテラル像（ゴールデン・レトリーバー,8カ月齢,28kg）。左肩の上腕骨頭尾側部の平坦化が認められる。

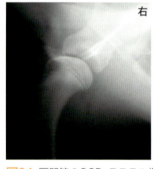
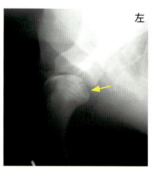

図34 肩関節のOCD,ラテラル像（ゴールデン・レトリーバー,9カ月齢,32kg）。左肩の上腕骨頭尾側部に放射線透過部分が認められる。

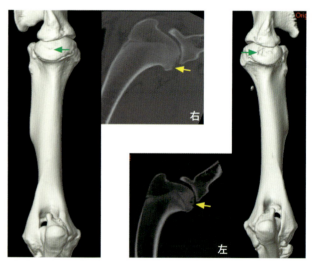

図36 両側性の肩関節のOCD,CT画像（雑種犬,12カ月齢,32kg）。両肩の上腕骨頭尾側部の平坦化が認められる。

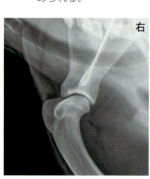
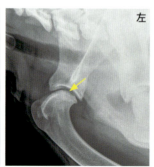

図35 肩関節のOCD,ラテラル像（雑種犬,12カ月齢,35kg）。左肩の上腕骨頭尾側部の平坦化が認められる。

## 肘関節形成異常（ED）（図37〜44）

　成長中の大型犬で最も多い前肢跛行の原因疾患。診断が難しく，両側性の場合が多い。主に肘関節の箇所に障害が出やすいが，内側鈎状突起の病変（MCDまたはFCP）が最も多い。

**症状**：軽度から中等度の跛行が持続する。

**診断**：触診とX線検査（UAPとOCD）。FCPに関しては，CTか関節鏡が必要となる。

**治療**：早期外科的介入が勧められるが，手術が不可能な場合はNSAIDsなどの対症療法や体重管理，運動制限を行う。

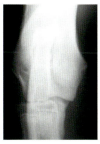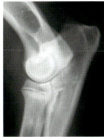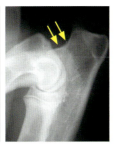

図37　正常な肘関節。EDの診断のためには，通常3方向のX線撮影を行う。とくに診断の難しい，内側鈎状突起の病変の場合は，屈曲したラテラル像で，肘突起の滑らかな部分になんらかの骨増生が認められるか確認する。

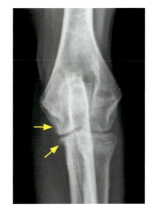

図38　内側鈎状突起症（FCP）（ラブラドール・レトリーバー，7カ月齢）。肘関節の内側の領域にわずかな骨棘の病変が認められる。

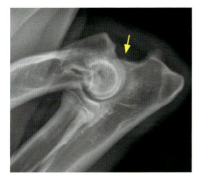

図39　内側鈎状突起症（FCP）（ラブラドール・レトリーバー，7カ月齢）。屈曲したラテラル像で，肘突起の滑らかな部分に微小な骨増生が認められる。

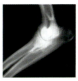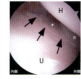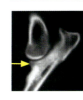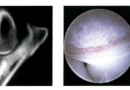

図40　内側鈎状突起の病変（ラブラドール・レトリーバー，8カ月齢）。単純X線検査では，尺骨切痕の骨硬化像程度しか異常が認められないが，CTと関節鏡では，重度な病変が明らかになる。

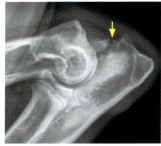

図41　内側鈎状突起病変の慢性経過（骨関節症）。関節周囲に骨棘や骨硬化像が認められる。

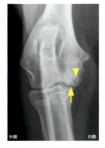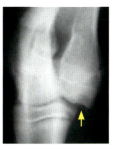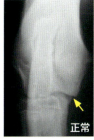

図42　肘関節のOCD。上腕骨頭顆の内側部の関節面に欠損や放射線透過部分が認められる。

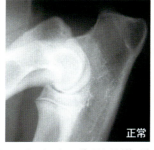

図43　肘関節のUAP（ジャーマン・シェパード・ドッグ，7カ月齢）。肘突起の癒合不全，分離が認められる。

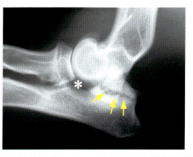

図44　肘関節のUAP（バセット・ハウンド，6カ月齢）。前腕の変形や，尺骨遠位の成長板早期閉鎖などと併発する可能性がある。

# 成長中の小型犬—後肢の異常

## 股関節の先天性形成異常や骨頭の壊死（LCPD）（図45〜48）

先天性に股関節が形成せず，原因は不明である。

**症状**：重度な疼痛を伴う跛行。

**診断**：触診とX線検査。

**治療**：内科的療法では十分に疼痛軽減しないため，外科的療法（大腿骨頭骨頚切除術［FHO］など）が勧められる。

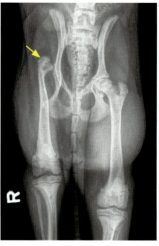

図45 股関節の先天性形成異常（雑種犬，4カ月齢，5kg）。

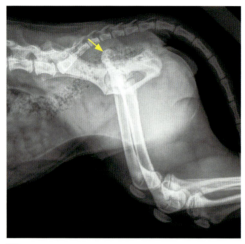

図46 股関節の先天性形成異常，ラテラル像（雑種犬，4カ月齢，5kg）。

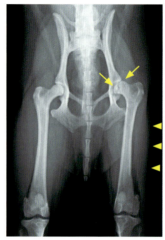

図47 大腿骨頭壊死症。虚血性，無菌性の壊死で，大腿骨頭が陥没するような病変が認められる。重度な疼痛のため大腿部の筋萎縮が顕著である。

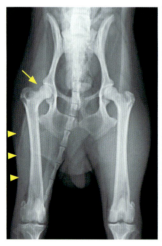
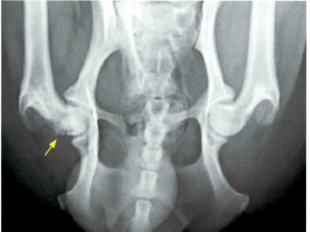

図48 大腿骨頭壊死症。通常の伸展位でのX線画像では，大腿部の筋萎縮が顕著であっても，大腿骨頭に異常所見が見つからないことがあるが，屈曲位での画像で大腿骨頭に壊死，陥没を示唆する所見が認められることがある。CT検査はさらに診断に有効である。

## 非外傷性の股関節脱臼(図49, 50)

　先天形成不全の認められない，股関節の形状が比較的正常な小型犬が，非常に軽度な外傷や運動で股関節を脱臼する症例が時折認められる。

症状：重度な疼痛を伴う跛行。
診断：触診とX線検査。
治療：非観血的整復とスリング包帯で維持が可能な場合もあるが，不安定で再脱臼することが多いため，外科的治療が適応になることが多い。

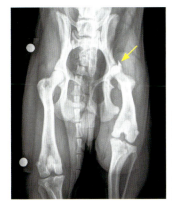

図49
股関節脱臼(パグ，12カ月齢，7.9kg)。寛骨臼の背側縁の一部の骨折や，大腿骨頭靭帯の付着部の骨折が認められる場合は，外科適応となることが多い。

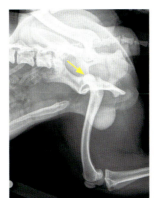

図50
股関節脱臼，ラテラル像(パグ，12カ月齢，7.9kg)。交通事故などの重度な外傷がなくても，小型犬では，脱臼症を起こすことがある。

## 膝蓋骨脱臼(図51〜54)

　成長期の犬で，大腿四頭筋の内方あるいは外方の変位により，膝蓋骨が大腿滑車から脱臼し，さまざまな骨格変形や機能障害を起こす疾患である。

症状：グレード2では，時折後肢の挙上や，間欠的跛行。スキップ歩行やキック。グレード4では，がに股で，膝の屈伸ができない，よちよち歩きがみられる。

診断：触診とX線検査。

治療：2カ月齢以前であれば，受動的リハビリの指示が有効である。グレード4では，筋肉の拘縮と骨格変形が起こる前に，迅速に整形外科専門医へ紹介。グレート2では，運動療法を指示し，症状の悪化が認められた際に外科的療法を考慮する(グレード3では，症状によりさまざまであるが，運動療法で通常の生活は可能である)。

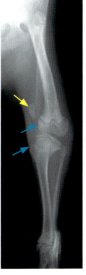

図51
膝蓋骨内方脱臼(グレード4)(トイ・プードル，2カ月齢)。異所性の膝蓋骨は，すでに骨格変形の原因となっているので，早期に外科的矯正が適用となる。

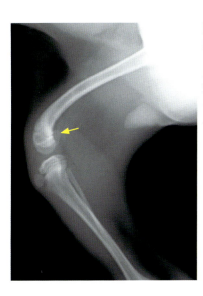

図52
膝蓋骨脱臼(グレード4)，ラテラル像(トイ・プードル，2カ月齢)。異所性の膝蓋骨は，膝関節を屈曲位に固定しているため，膝の進展を妨げている。

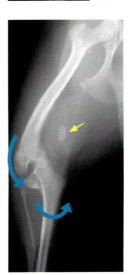

図53
膝蓋骨内方脱臼(グレード4)(ヨークシャー・テリア，7カ月齢)。病気進行が進み，異所性の膝蓋骨が，重度な骨格変形を起こしているために，早期に外科的矯正が適用となる。

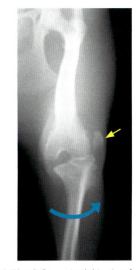

図54
膝蓋骨外方脱臼(グレード4)(トイ・プードル，8カ月齢)。外方脱臼は広範囲に変形を起こし，歩様に大きく影響を与えるため，早期の外科的矯正が適用となる。

# 成長中の大型犬―後肢の異常

## 汎骨炎（PO）（図55）

長管骨に疼痛が生じる症状で，成長期の大型犬に認められる。

症状：複数肢を移行するタイプの疼痛を起こす。元気消失も認められることがある。

診断：長管骨への圧痛反応。X線検査。

治療：NSAIDsなどの対症療法。時間とともに解決。

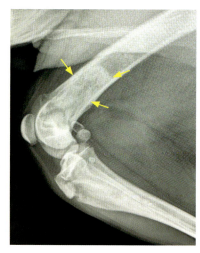

図55 汎骨炎の1例。急激に成長する時期の大型犬，超大型犬に認められる疾患で，どの長管骨の骨髄腔にも発症する可能性があり，指紋を押したような斑状の白っぽい領域として確認される。

## 股関節の形成異常（HD）（図56〜58）

成長期に股関節が正常に形成せず，疼痛の原因となる。

症状：疼痛を伴う跛行（腰振り，バニーホッピング）。

診断：触診とX線検査。CTや特殊X線法も可。股関節を単純に伸展させたときに痛みがあれば，股関節の異常と考えてよい。

治療：体重管理が最も有効，適度な運動療法や理学療法も有効である。必要に応じNSAIDsを投与する。内科的療法が奏効しない場合，外科的療法を考慮する。

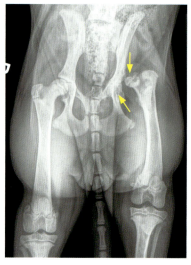

図56 股関節（大腿骨頭）の先天性または外傷性の形成異常（雑種犬，4カ月齢，13kg）。

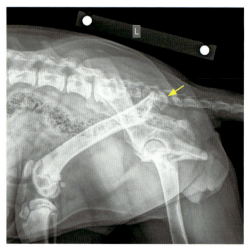

図57 股関節（大腿骨頭）の先天性または外傷性の形成異常，ラテラル像（雑種犬，4カ月齢，13kg）。

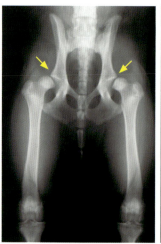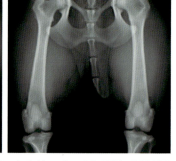

図58 股関節形成異常（ゴールデン・レトリーバー，6カ月齢）。大腿骨頭が寛骨臼から亜脱臼し，骨構造の変形が認められる。

## 膝または足根関節のOCD（図59〜65）

成長中の大型犬に認められる遺伝的素因が疑われる先天性の異常で，通常は片側性である。罹患する部位は限定的である。著しい関節の腫脹を引き起こす。

**症状**：重度の跛行を示し，関節腫脹が著しい。

**診断**：触診とX線検査。CT検査で病変部位が特定できる。

**治療**：早期外科的介入が勧められるが，手術が不可能な場合は対症療法や，体重管理と運動制限を行う。

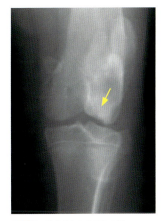

図59 膝関節のOCD（ジャーマン・シェパード・ドッグ，5カ月齢）。外側大腿骨顆の関節面に欠損像が認められる。

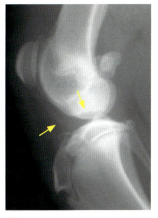

図60 膝関節のOCD，ラテラル像（ジャーマン・シャパード，5カ月齢）。大腿骨顆の関節面に欠損像，遊離フラップ，および滲出液が認められる。

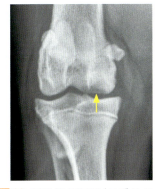

図61 膝関節のOCD（ラブラドール・レトリーバー，9カ月齢，22kg）。内側大腿骨顆の関節面に放射線透過像が認められる。内側のOCDは比較的稀である。

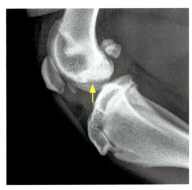

図62 膝関節のOCD，ラテラル像（ラブラドール・レトリーバー，9カ月齢，22kg）。大腿骨顆の関節面に欠損像，遊離フラップ，および滲出液が認められる。

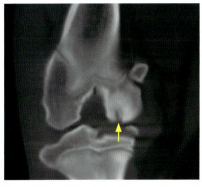

図63 膝関節のOCD，CT画像（ブルテリア，6カ月齢，24kg）。X線検査で診断が困難な場合はCT検査により，診断，位置，およびその程度が確定できる。

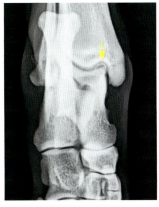
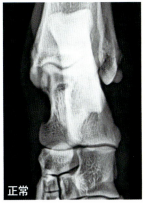

図64 足根関節のOCD（ロットワイラー，12カ月齢，47kg）。関節腔の不整化，広大化が認められる。

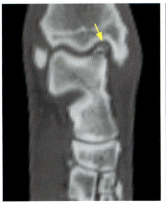
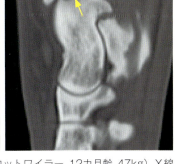

図65 足根関節のOCD，CT画像（ロットワイラー，12カ月齢，47kg）。X線検査で診断が困難な場合はCT検査により，診断，位置，およびその程度が確定できる。

## 膝蓋骨脱臼（とくに外方脱臼）（図66，67）

成長中の大型犬に認められる異常で，骨格変形を伴うことが多い。

**症状**：重度の跛行を示し，後肢の外反が特徴的である。

**診断**：触診とX線検査。CT検査で骨格変形の程度が特定できる。

**治療**：早期外科的介入が勧められるが，手術が不可能な場合は運動療法を行う。

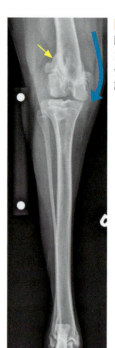
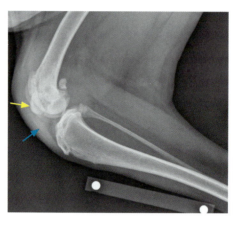

**図66**
膝蓋骨外方脱臼（雑種犬，11カ月齢）。膝蓋骨の外方への変位と，大腿骨の軽度な変形が認められる。

**図67**
膝蓋骨外方脱臼，ラテラル像（雑種犬，11カ月齢）。膝蓋骨の変位と膝関節内外の軟部組織腫脹が認められる。

## 前十字靭帯の剥離（図68）

成長中の犬の場合，なんらかの外傷により，靭帯断裂よりもその付着部での剥離骨折の可能性が高い。

**症状**：外傷後の急性の重度な跛行を示す。

**診断**：触診とX線検査。

**治療**：早期外科的介入が勧められるが，手術が不可能な場合は成長がほぼ完了するまで保存的療法を行う。

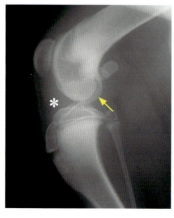
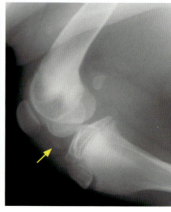

**図68**
前十字靭帯の剥離骨折が疑われる症例，ラテラル像（グレート・デーン，5カ月齢）。重度な関節滲出液，および，斜め像では，関節内に剥離骨折を疑わせる骨片が認められる。

## 成長中の小型犬・大型犬への外傷

### 成長板周囲の骨折（図69〜75）

　成長中の犬においては，成長板（つまり関節）周囲の骨折が，重度な外傷なしに，発症することがある。そのため，丁寧な触診と，クオリティの高いきれいなX線写真で検査を行うことによって，迅速に正確な診断を下すことが重要である。変位の最小限のものを除いて，ほとんどの症例が数日以内に外科手術が必要となる。

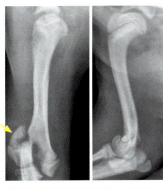
図69　肘関節（上腕骨顆）の骨折。

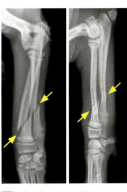
図70　橈尺骨の骨折。

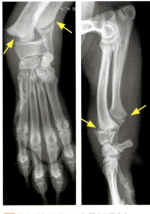
図71　橈尺骨の成長板骨折。

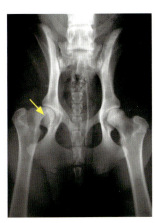
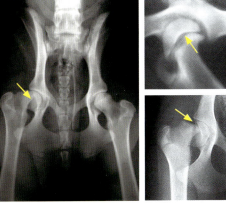
図72　大腿骨の近位成長板骨折。

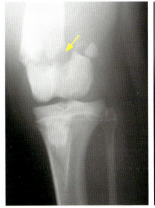
図73　大腿骨の遠位成長板骨折。

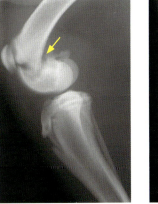
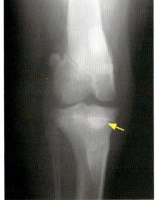
図74　脛骨の近位成長板骨折。

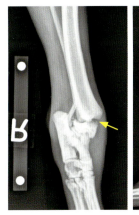
図75　脛骨の遠位成長板骨折。

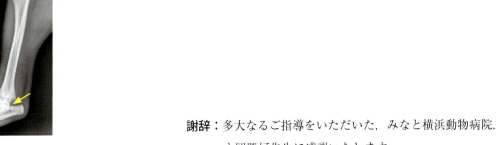

謝辞：多大なるご指導をいただいた，みなと横浜動物病院，永岡勝好先生に感謝いたします。

# 2 前十字靭帯断裂（前十字靭帯病）

木村 亮太, 是枝 哲彰（藤井寺動物病院・動物人工関節センター）

## はじめに

前十字靭帯断裂は，犬における後肢跛行の原因のなかで最も発生頻度の高い疾患であるものの，適切な診断・治療が行われず，安易な保存療法が選択されている症例にも多々遭遇する。本稿では，前十字靭帯断裂の診断・治療について述べるが，とくに各種検査，後肢跛行の診断の流れと前十字靭帯断裂の診断に重点をおいて解説する。

## 前十字靭帯断裂の発生状況

犬の前十字靭帯断裂は，Carlinにより1926年に報告され，以前は外傷性の疾患とされていたが，現在では靭帯の変性（化生）に起因すると考えられている。前十字靭帯断裂において，外傷性の症例を外傷性急性断裂と呼び，進行性の変性性変化を示し，慢性経過を経て断裂した症例を慢性断裂と呼ぶこともある。

好発犬種として，ニューファンドランド，ロットワイラー，ラブラドール・レトリーバー，ゴールデン・レトリーバー，ヨークシャー・テリアなどが報告されているが，年齢，品種，性別などに関係なく発生する。靭帯の力学的特性の低下と変性性変化を伴い，4歳以上の中齢以降での発生が多いが，1歳齢を超えれば発生する可能性があり，1歳齢以下の若齢期での発症も多々経験される。

## 前十字靭帯断裂の概要

前十字靭帯の主な機能は，脛骨の内旋の抑制，大腿骨に対する脛骨の前方変位の抑制，膝の過伸展の制限である[1]。前十字靭帯が完全に断裂すると，脛骨の前方変位と過度の内旋が生じ膝の安定性が失われ，関節炎や半月板損傷が起こり，変形性関節症などの二次的な関節の機能的変化を引き起こす。したがって，単純な靭帯の断裂ではなく，前十字靭帯断裂に起因する種々の障害の包括的な名称として前十字靭帯病（caranial cruciate ligament disease）とも呼ばれる。前十字靭帯が断裂した症例の44～70%が，半月板の損傷を起こすと報告されており[2,3]，半月板損傷についても評価する必要がある。

前十字靭帯断裂を起こした犬の30～40%が，対側肢の靭帯も2年以内に断裂することが知られている[1]。また，片側性の前十字靭帯が断裂したラブラドール・レトリーバーは，48%の症例で5.5カ月以内に対側肢の前十字靭帯断裂が起こるという報告がある[4,5]。前十字靭帯の断裂と診断した犬の約60%で，診断時もしくはその後に対側肢の前十字靭帯の断裂が認められており[4-6]，患肢だけではなく対側肢にも注意を払う必要がある。

前十字靭帯は，比較的小さな頭内側帯（craniomedial band：CMB）と大きな尾外側帯（caudolateral band：CLB）の2本の靭帯束により構成されており[1]，両帯が完全に断裂した状態が前十字靭帯完全断裂，尾外側帯と頭内側帯の一部もしくは一方が断裂した状態が前十字靭帯部分断裂である。前十字靭帯の部分断裂を起こした個体は，すべてが完全断裂に移行することが知られている。

## 前十字靭帯断裂の分類

前十字靭帯断裂は，部分断裂と完全断裂，半月板損傷の有無，経過（急性と慢性）などによって，さまざまな症状がみられる。本症は，症例情報，臨床症状，身体検査（一般身体検査，整形外科的検査，神経学的検査），X線検査などの検査より総合的に判断して暫定診断し，関節切開もしくは関節鏡検査にて確定診断されている。近年では，超音波検査やMRI検査などの画像診断も補助検査として試みられている。

## 後肢跛行の診断の進め方

### 第1次鑑別診断リスト

後肢跛行を呈する動物が来院した際，ほかの疾患と同様に問診から開始する。問診では，元気・食欲などの一般状態，病歴，臨床症状の発現時期，発現原因，すでに治療が

表1　後肢跛行の原因

|  | 小型犬 | 大型犬 |
|---|---|---|
| 若齢 | レッグ・カルベ・ペルテス病<br>成長異常<br>　　など | 股関節形成不全<br>離断性骨軟骨症（OCD）（膝関節, 足根関節）<br>汎骨炎<br>成長異常<br>長趾伸筋腱近位部の剥離<br>肥大性骨異栄養症<br>　　など |
| 成犬 | 脊椎・脊髄疾患<br>前十字靭帯断裂<br>腫瘍<br>　　など | 前十字靭帯断裂<br>股関節骨関節症<br>腫瘍<br>脊椎・脊髄疾患<br>　　など |
| 全年齢 | 膝蓋骨脱臼<br>股関節脱臼<br>骨折<br>炎症性関節疾患（感染性, 免疫介在性）<br>　　など | 膝蓋骨脱臼<br>股関節脱臼<br>骨折<br>アキレス腱断裂<br>炎症性関節疾患（感染性, 免疫介在性）<br>　　など |

行われている場合は，治療の種類，治療への反応などを中心に聴取する。前十字靭帯断裂の症例では，落下や交通事故などの明らかな外傷が原因で発症することよりも，特定の原因を伴わず，さまざまな程度の跛行が認められることが多い。問診の聴取が終わったら，症例情報（年齢，性別，品種），問診をもとに第1次鑑別診断リストを作成し，可能性が高い疾患を最低3つ（Top 3）は頭に思い描いておく。ただし，ほかの疾患の可能性を完全に除外してはならない。

## 第2次鑑別診断リスト

次に視診を行う。起立時の四肢の位置や負重の程度，体の重心，座位での姿勢などを中心に観察を行う。前十字靭帯断裂の症例では，お座りテスト（sit test）は重要である。立位や座位での視診の次に，歩様検査を行う。ある程度広い場所にて，常歩と速歩の異なる速さで歩行させ，患者の正面，側面に立って観察を行う。主訴と違う脚の跛行がみられる場合もあるので，どの脚に異常があるかを注意深く観察する。ここで患肢を特定し，第2次鑑別診断リスト（Top 3）を作成する。前十字靭帯断裂の症例では患肢を着地するときにhip hikeが起こることがある。ビデオを用いて観察するとどの脚に異常があるかわかりやすくなることがある。当院では，フォースプレート（床反力計）による歩行解析も併用している。

## 第3次鑑別診断リスト

歩様検査に続いて，身体検査を行う。TPR，一般身体検査は必ず行いほかに疾患がないかみていく。前十字靭帯断裂の症例は，中齢以降での発症が多いため，腫瘍，心疾患，皮膚疾患などがないか注意が必要である。神経学的検査も必ず行う。まずは，立位にて四肢を近位から遠位に触診していく。前十字靭帯の断裂が慢性化していれば，筋肉量の左右差が認められる。立位での触診が終わったら次に，横臥位での触診を行う。後肢のどの部位に異常があるか，趾端，趾関節，根関節，脛腓骨，膝関節，大腿骨，股関節，骨盤の順に系統立てて触診を行う。また，脛骨の引き出し試験（cranial drawer test），脛骨圧迫試験（tibial compression test）も必ず行う。

問診，視診，歩様検査，触診，神経学的検査，整形外科的検査を行い，病変部位が特定できたら，第3次鑑別診断リスト（Top 3）を作成し，次にどの検査を行っていくかを決める。前十字靭帯の断裂が疑われるなら，次にX線検査を行う。

## 症例情報, 問診

動物の年齢，品種，臨床症状や臨床経過などをもとに，第1次鑑別診断リストを作る。可能性の高い疾患3つ（Top 3）を頭に入れて，視診や触診をすると，わずかな動物の変化も気づきやすくなる（表1）。前十字靭帯断裂の慢性経過の症例では，部分断裂が起こると負重性跛行を呈するようになるが，安静にしていると跛行がみられなくなる。このような状態がしばらく持続した後，対側肢にも部分断裂が起こってくる。次に最初に発症した肢で完全断裂が起こり，最終的には両側の完全断裂が起こるような経過をたどるため，

# 第1章　各論から診断,治療へのアプローチ

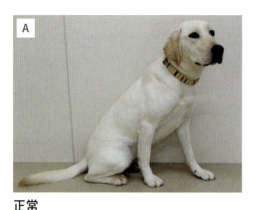
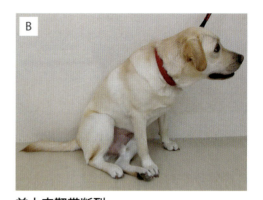

**A 正常**
膝関節と足根関節がしっかり屈曲しており,足根関節が尻に接触している。

**B 前十字靱帯断裂**
前十字靱帯が断裂している症例では,関節液の増量が起こる。そのため膝関節の屈曲制限が起こり,患肢が外側へと流れる。

図1　座位視診（お座りテスト sit test）

症状が左右交互に出ることも多い。慢性経過では,運動後と寝ていて起きた後に,跛行が悪化することが多い。免疫介在性の関節炎では,元気や食欲の低下がみられることが多いため,必ず聴取する。

## 視診

視診では,立位視診と座位視診を行う。動物の前方,後方,側方あらゆる角度から異常の有無を観察する。関節疾患を有する動物では,肥満が関節疾患を悪化させることが多い。そのため,肥満の症例には減量の指導も行ったほうがよいので,ボディコンディションスコア（BCS）も評価する。立位視診では,姿勢,体の重心,四肢の位置や負重の程度,筋肉のバランスなどを中心にみていく。前十字靱帯が急性に断裂した症例では,患肢の負重が弱かったり,挙上がみられたりすることが多い。

座位視診（お座り試験 sit test）では,きれいな犬座姿勢ができているかをみる（図1）。股関節や膝関節に疾患がある症例では,正常な犬座姿勢ができないことが多い。正常であれば,膝関節と足根関節がしっかり屈曲しており,足根関節は尻に接触する。前十字靱帯断裂の多くの症例では,関節液の増量による膝の屈曲制限があるため,正常な犬座姿勢ができなくなり,患肢が外側に出る。お座り試験は,動物を座らせて膝関節や足根関節の屈曲度合いを評価するだけであるため,誰でも簡単に行うことができ,判断も簡単である。後肢跛行を主訴に来院した症例では必ず行う。

## 歩様検査

跛行を主訴に来院された場合は,必ず歩様検査を行う。歩様検査を行う際は,できるだけ滑りにくく,ある程度の距離（数メートルできれば数十メートル）があるところで行うことが理想である。主訴と違う肢の跛行がみられることも少なくないため,できるだけ飼い主と一緒に歩様検査を行う。どの肢に異常があるのか,前肢なのか後肢なのか,左なのか右なのかを見きわめる。関節疾患,神経疾患,筋疾患なのかについてもできるだけ鑑別していく。神経疾患では,歩行時にもナックリングが起こり,爪が擦れる音がすることがあるため,音にも注意を払う。後肢関節疾患の症例では,患肢を着地する際に腰を浮かせることが多い（hip hike）。慣れれば,歩かせるだけで診断ができるが,慣れていない場合や明らかにわかる跛行でない場合は,ビデオを用いて診断するとよい。スロー再生などを用いるとより簡単に診断が可能となる。ビデオを撮影しておくことで,歩様の見直しができ,治療後の歩様と比較することで,歩様がどのように改善しているかをみることができる。ビデオで関節可動域の評価を行う場合は,定点でのビデオ撮影を行う。

跛行が軽度でわかりにくかったり,両後肢に関節疾患がありどちらに症状が出ているかわからなかったりする場合に有用なのがフォースプレートによる歩行解析である（図2）。垂直,前後,内外の3軸モーメントの6成分を計測し,四肢の働きの違いを数値化できるため,飼い主へのイ

## A Z軸方向への最大床反力

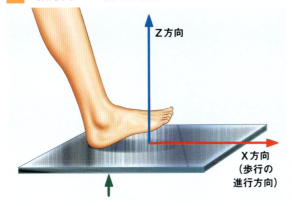

フォースプレートでは着地した足に発生する力(垂直, 前後, 内外など)を数値化することが可能である。垂直方向の力は荷重を支える力, 前後方向は力の制動および推進力であり, 垂直方向の最大値は最大床反力(peak vertical force：PVF)として, 四肢の客観的な機能を評価するために利用されている。

## B 実際の症例のデータ

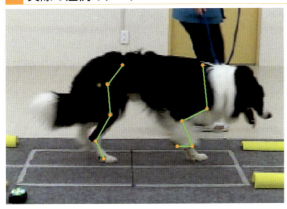

ボーダー・コリー, 1歳齢, 去勢雄。ドッグランにてキャンと鳴いた後に右後肢を挙上するとの主訴で来院。右前十字靭帯完全断裂および半月板損傷と診断。脛骨高平部水平化骨切り術(TPLO)を実施。術前および術後43日では, 右後肢の最大床反力(PVF)が左後肢と比較して統計学的に有意に低下していた。術後71日以降は後肢のPVFの統計学的な有意差は認められていない。

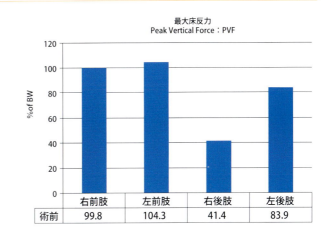

最大床反力
Peak Vertical Force：PVF

|  | 右前肢 | 左前肢 | 右後肢 | 左後肢 |
|---|---|---|---|---|
| 術前 | 99.8 | 104.3 | 41.4 | 83.9 |

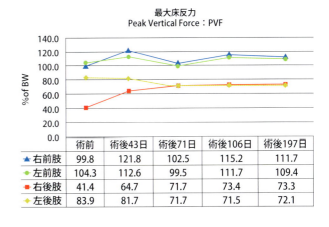

最大床反力
Peak Vertical Force：PVF

|  | 術前 | 術後43日 | 術後71日 | 術後106日 | 術後197日 |
|---|---|---|---|---|---|
| 右前肢 | 99.8 | 121.8 | 102.5 | 115.2 | 111.7 |
| 左前肢 | 104.3 | 112.6 | 99.5 | 111.7 | 109.4 |
| 右後肢 | 41.4 | 64.7 | 71.7 | 73.4 | 73.3 |
| 左後肢 | 83.9 | 81.7 | 71.7 | 71.5 | 72.1 |

図2　フォースプレートによる歩行解析

ンフォームドコンセントにも有用であり, 術前と術後を比較することで, 客観的な機能回復の評価が可能となる。しかしながら装置が高額で, フォースプレートによる歩行解析には専門的な知識も必要となるため, 一般的には歩様のビデオ撮影が現在のところ最も有用と考えられる。

## 身体検査

後肢跛行を主訴に来院した症例に対しても, ほかの疾患と同様一般身体検査を行う。免疫介在性関節炎では, 体温の上昇がみられることが多いので, 必ず体温を測定する。関節疾患は中〜高齢での発症が多いので, 他疾患を併発して

# 第1章　各論から診断, 治療へのアプローチ

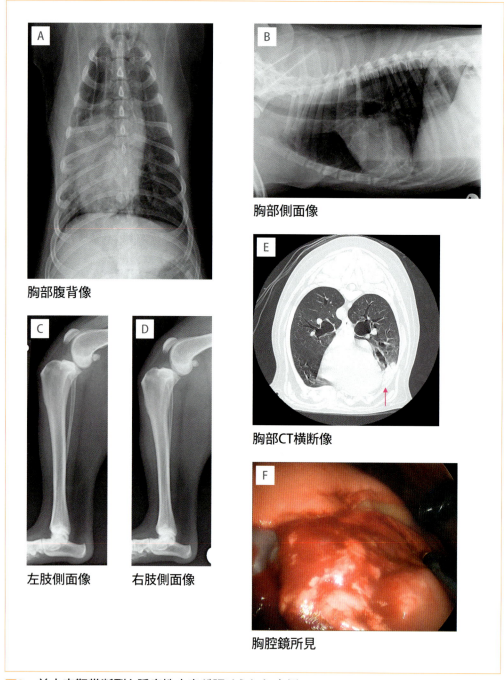

**図3　前十字靭帯断裂と腫瘍性疾患が認められた症例**
左後肢跛行を主訴に紹介来院した。歩様検査, 触診, X線検査により, 左前十字靭帯の完全断裂, 右前十字靭帯の部分断裂が疑われた。X線CT検査, TPLOを行うための術前検査として胸部X線検査を行ったところ, 右肺中葉の退縮が認められた。細胞診の結果は, 組織球性肉腫であった。

いないか精査を行うことが重要である。とくに, 腫瘍性疾患には注意が必要である（図3）。たとえ前十字靭帯断裂が明らかに存在しても, 悪性腫瘍があるようであればそちらの診断・治療を優先すべきである。

次に四肢や体幹部の筋骨格の触診を行う。触診は, 立位触診, 横臥位触診の順に行っていく。触診は, 常に一定の手順で検査をするほうが, 見落としが少なくなる。

## 立位触診

立位触診では, 脳神経の検査, 頸部の触診, 肩甲骨周囲の筋肉量, 肘関節の腫脹, 手根関節の腫脹, 前肢の固有位置感覚（CP）, 脊椎・尾部の触診, ロードーシス検査, 大腿部周囲の筋肉量, 膝関節の腫脹, 膝蓋骨の触診, 足根関節の腫脹, アキレス腱の触診, 後肢CP, 股関節伸展を中心に行う。立位触診では, 四肢の場合, 左右の肢を同時に触

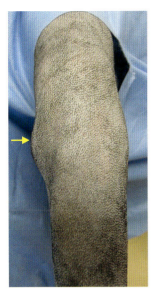

図4 膝関節内側部の肥厚（medial buttress）
前十字靱帯断裂の慢性症例では、膝関節内側部の肥厚（矢印）がみられる。

り、筋肉量や関節の腫脹の左右差の有無を確認する。前十字靱帯断裂の症例では、膝関節内側部の肥厚（medial buttress）（図4）がみられたり、膝関節の関節液の増量がみられたりすることが多い。正常であれば膝蓋靱帯が触診にて明らかに確認できるが、関節液の増量がみられる症例では、膝蓋靱帯が内側、外側とも触知しにくくなる。また、膝蓋靱帯の内側を指でピンポイントに圧迫すると圧痛がみられることが多い。免疫介在性の関節炎でも関節液の増量がみられるが、通常膝関節だけでなく手根関節や足根関節などでも関節の腫脹が認められる。また、腫瘍では前十字靱帯断裂による関節液の増量や膝関節内側部の肥厚よりも重度に関節周囲が腫れており、触診による疼痛がひどい傾向にある。

## 横臥位触診

立位触診で、ある程度どの肢のどこに異常があるか予想がついたら、次に横臥位での触診を行う。横臥位での触診は、主に四肢の関節運動や骨、関節の異常、肢端の異常、脛骨の前方引き出し試験、脛骨圧迫試験、オルトラニー試験を中心に行う。通常肢端から近位方向に触診していき、患肢と疑われる肢は必ず最後に触診する。痛みのある肢から触診をしてしまうと疼痛のために、動物がそれ以上触診をさせてくれなかったり、患肢でない肢でも疼痛があるような反応をみせたりすることがあるため、誤診を招くおそれがある。後肢に関しては、肢端の観察、中足骨・足根骨・距骨・踵骨の触診、足根関節の触診、脛骨・腓骨の触診、膝関節の触診、大腿骨の触診、股関節の触診の順に行っていく。関節は、腫脹、可動域、安定性、疼痛の有無を確認し

ていき、長骨は、圧痛や腫脹の有無を確認する。後肢挙上を主訴に来院した動物では、趾間皮膚炎、肢端の異物、爪の折損、趾端の腫瘍など肢端の異常で挙上することが多いため、必ず肢端の観察を行う。膝関節の触診では、腫脹、圧痛、関節可動域、後述する特殊検査による安定性の確認、膝蓋骨脱臼の有無などを中心にみていく。前十字靱帯が断裂した動物では、膝関節を過伸展させると疼痛を示すことが多い。

## 特殊検査

前十字靱帯の断裂を診断するための特殊な検査としては、脛骨の引き出し試験と脛骨圧迫試験がある。これらの検査は、膝関節の不安定性を検出するための検査である。また、半月板の評価としては、屈伸時のクリック音の有無の確認がある。クリック音の検出による半月板損傷の診断は、感度45.8％、特異度94.4％、診断精度75.0％という報告がある[7]。そのため、クリック音がないからといって半月板の損傷がないとは言えない。通常これらの検査は、鎮静や全身麻酔を必要としない検査である。しかし、動物が神経質で怖がっていたり、疼痛が強いために触診を嫌がったり、筋肉や関節に強張りがあったりする場合は、適切な評価ができないことがある。そのときには、鎮静や全身麻酔が必要になる。これらの評価も、立位視診と同様左右の肢を比較しながら、どの肢のどの部位に異常があるかを評価していく。

## 脛骨の前方引き出し試験（cranial drawer test）

脛骨の前方引き出し試験は、前十字靱帯の断裂を診断するために行われる整形外科的検査の1つである。通常は鎮静や全身麻酔を必要とせず、動物を横臥位に保定して実施することが多い。動物の後ろに立ち、左後肢を検査するのであれば右横臥位にし、右手の人差し指を膝蓋骨に、親指を外側腓腹筋種子骨に置く。残りの指は大腿骨の筋を包み込むように保持する。左手の親指を腓骨頭に、人差し指を脛骨粗面に置く。残りの指は脛骨骨幹を包み込むように保持する。右手で大腿骨を固定しておき、左手で脛骨を脛骨高平部に対して平行に前後方向に動かす（図5）。正常であれば、脛骨の前方への変異は認められない。完全断裂の症例では、すでに脛骨の前方変位が起こっていることがあるため、一度脛骨を後方に戻してから前方に動かす。若齢動物では正常でも4～5mmの脛骨の前方引き出し徴候が観察されることがある（puppy drawer）[1,8]。この場合は、前十字

# 第1章 各論から診断,治療へのアプローチ

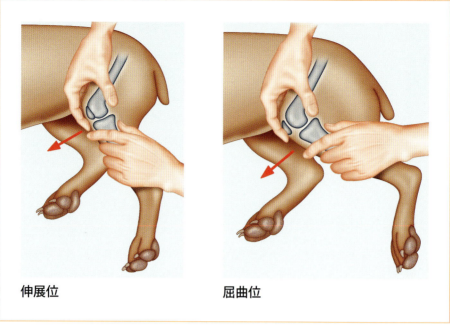

**図5 前方引き出し試験(左後肢の場合)**
右手の人差し指を膝蓋骨に,親指を外側腓腹筋種子骨に置く。残りの指は大腿骨の筋を包み込むように保持する。左手の親指を腓骨頭に,人差し指を脛骨粗面に置く。残りの指は脛骨骨幹を包み込むように保持する。右手で大腿骨を固定しておき,左手で脛骨を脛骨高平部に対して平行に前後方向で動かす。必ず,膝関節の伸展位,正常立位,屈曲位,すべてで行う。

靱帯の断裂と異なり,前方への脛骨の移動が急に停止するように感じられる。脛骨の前方引き出し試験では,膝関節の伸展位,正常立位,屈曲位で行うべきである。前十字靱帯は,頭内側帯と尾外側帯の2つの機能的な部位で構成されている。頭内側帯は屈曲時,伸展時とも絶えず緊張しているが,尾外側帯は伸展時には緊張,屈曲時には弛緩している。そのため,頭内側帯が断裂し,尾外側帯の断裂がない場合は,屈曲時には脛骨の前方引き出し徴候を示すが,伸展時には示さない場合がある。

怖がっていたり,疼痛がひどいため筋緊張があったりすると,正確に評価ができないことがある。その場合は,鎮静や全身麻酔が必要になる。慢性経過の症例では,関節周囲の線維化のために,前十字靱帯の完全断裂でも脛骨の前方引き出し徴候がみられないこともある。

脛骨の前方引き出し試験は,陽性であれば膝関節に不安定性が存在していることを診断できるが,陰性であったとしても不安定性が存在しないとは言えない検査である。部分断裂や慢性経過の症例では,明確な脛骨の前方引き出し徴候が認められない場合も多いため,脛骨の引き出し試験が陰性であったとしても,前十字靱帯断裂を除外してはならない。この場合は,ほかの臨床所見や検査などで総合的に判断し,診断する必要がある。

## 脛骨圧迫試験 (tibial compression test)

犬や猫では足根関節を屈曲すると腓腹筋によって大腿骨が後方に牽引され,脛骨が前方へ移動する力,脛骨前方推進力(cranial tibial trast:CrTT)が生じる(図6)。前十字靱帯はCrTTに拮抗するため,前十字靱帯断裂の症例ではCrTTに拮抗する力が働かず,肢を負重するたびに脛骨が前方へ変位するようになる。脛骨圧迫試験は,動物の起立時に脛骨の前方変位の有無を調べる整形外科的検査である。通常は鎮静や全身麻酔を必要とせず,動物を横臥位に保定して実施することが多い。動物の後ろに立ち,左後肢を検査するのであれば右横臥位にし,右手で大腿四頭筋を保持し,人差し指を膝蓋骨から脛骨粗面にまたがるように置く。左手は足根関節よりも遠位を保持する。膝をある程度伸展した状態を保つようにしながら足根関節を屈曲する。前十字靱帯断裂の症例では,足根関節を屈曲させた際に,右手の人差し指で脛骨の前方への移動が触知できる(図7)。

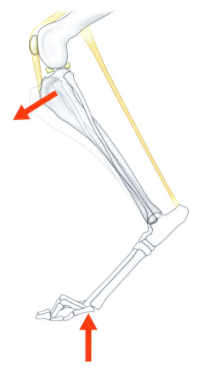

図6　脛骨前方推進力（cranial tibial trast:CrTT）
犬や猫では足根関節を屈曲すると腓腹筋によって大腿骨が後方に牽引され、脛骨が前方へ移動する力（脛骨前方推進力）が生じる。前十字靭帯断裂の症例ではそれに拮抗する力が働かず、肢を負重するたびに脛骨が前方へ変位するようになる。

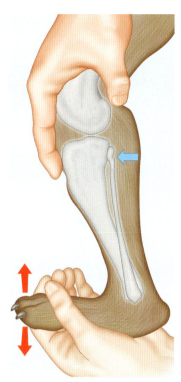

図7　脛骨圧迫試験（tibial compression test）（左後肢の場合）
右手で大腿四頭筋を保持し、人差し指を膝蓋骨から脛骨粗面にまたがるように置く。左手は足根関節よりも遠位を保持する。膝をある程度伸展した状態で、屈曲しないようにして足根関節を屈曲する。

## 単純X線検査

### 側面像と後前像

　問診、視診、歩様検査、身体検査を行い、前十字靭帯断裂が疑われたら、通常次に行う検査は、膝関節の単純X線検査である。関節や骨の単純X線検査では、必ず直行する2方向以上を撮影すべきである。また、比較するために必ず左右の肢を撮影する。通常、鎮静や全身麻酔は必要としないが、怖がっていたり、疼痛がひどいため筋緊張があったりすると、正確なX線写真が撮影できないことがあり鎮静や全身麻酔が必要になる。膝関節の場合は、通常、側面像と後前像で撮影する。前後像で撮影するよりも、後前像のほうが脛骨とカセッテとの距離が短くなり、脛骨が真正面で撮影できるため、筆者は後前像で撮影することが多い。前十字靭帯の断裂を疑っている場合でも、股関節のX線写真も撮影するようにしている。前十字靭帯断裂の症例では、股関節疾患を有していることも多く、股関節疾患の評価を行うと同時に、大腿部周囲の筋肉量の評価ができるためである。股関節以外の関節や骨の撮影は、グリッドを使用せず台の上にカセッテを置いて、少焦点で撮影する。

　側面像は、撮影したい肢を下にして内外側方向で撮影する。対側肢は頭側に牽引するか、もしくは外転させて照射野に入らないようにする。膝関節と足根関節がそれぞれ90°になるように保持する。このとき、動物の骨盤の下にスポンジや手などを入れて腰を少し浮かせ、足根関節を少し外旋すると脛骨が真横になりやすい（図8）。できるだけ照射野の中心を膝関節に合わせるほうが、ローテーションは少なくなる。もし、膝関節と足根関節を同じ照射野に入れて、ローテーションのないX線写真が撮影できないようなら、膝関節だけに照射野を絞ると膝関節のきれいな側面像が撮影しやすい。脛骨高平部角（tibial plateu angle：TPA）の測定を行うためには、膝関節と足根関節を同時に入れてX線写真を撮影する必用があるため、照射野の中心を膝関節にすることが難しい場合が多い。その場合は、膝関節と足根関節を分割して撮影する方法も報告されている[9]が、筆者の施設では行っていない。後前像は、動物を伏臥位の状態にして撮影した肢を後方に牽引する。そのときに、動物の下腹部に腕を入れて身体を保持しておくと姿勢が安定しやすい。照射野に尾が入らないように注意する（図8）。

# 第1章 各論から診断,治療へのアプローチ

A 側面像

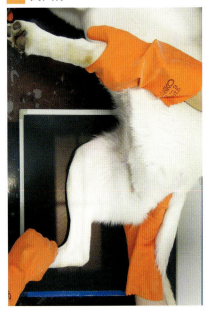

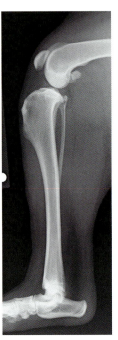

膝関節と足根関節がそれぞれ90°になるように保持する。動物の腰を少し浮かせ,足根関節を少し外旋すると脛骨が真横になりやすい。

B 後前像

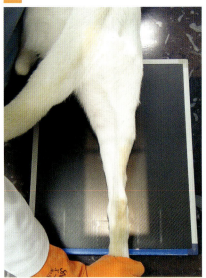

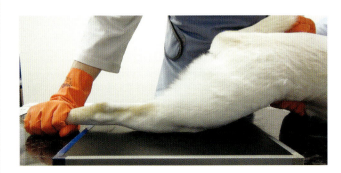

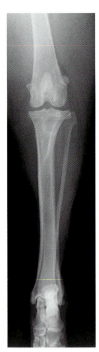

動物を伏臥位の状態にして撮影した肢を後方に牽引する。動物の下腹部に腕を入れて身体を保持しておくと姿勢が安定しやすい。照射野に尾が入らないように注意する。

## 図8 膝関節の単純X線撮影方法
側面像では大腿骨の内顆と外顆が重複し,距骨が円形に見えるように注意して撮影する。後前像では,膝蓋骨が大腿骨の滑車の中心にあり,踵骨が脛骨の正中になるように気をつける。

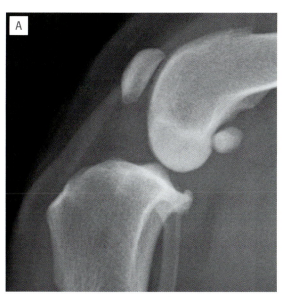 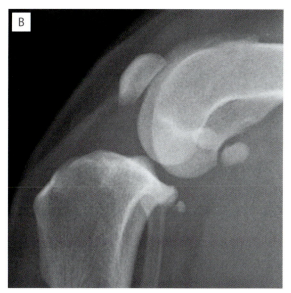

ローテーションのないX線写真
頭側,尾側のファットパッドサインがきれいに確認できる。

ローテーションのあるX線写真
ローテーションのため,ファットパッドサインが見えにくくなっている。大腿骨がかなりローテーションしているため,骨増生の評価も難しくなる。

図9　ローテーションによる膝関節内の見え方の違い

## ローテーション

　ローテーションのないX線写真を撮影することが,正確な診断をするためには必要不可欠である。ローテーションのないX線写真では,側面像では大腿骨の内顆と外顆が重複し,距骨が円形にみえる。後前像では,膝蓋骨が大腿骨の滑車の中心にあり,踵骨が脛骨の正中にある。通常,外側腓腹筋種子骨が内側腓腹筋種子骨より大きい。種子骨と骨顆をランドマークにして,膝関節がどの方向を向いているのかを想像しながら,ローテーションのないX線写真を撮影していく。ローテーションのあるX線写真では,後述するファットパッドサイン (fat pad sign) や骨増生の評価が難しくなる (図9, 10)。治療として脛骨高平部水平化骨切り術 (TPLO) を行う際には, TPAの計測が必要になってくるが,ローテーションによってTPAの測定に誤差が生じるとの報告がある[10]。

## ファットパッドサイン

　膝関節の単純X線検査では,前十字靱帯や半月板は描出できない。そのため,この検査の目的は,前十字靱帯の断裂によって起こる二次的な膝関節の変化を描出し,腫瘍などのほかの疾患との鑑別を行うことである。前十字靱帯断裂によって起こる二次的な膝関節の変化とは,関節液の貯留像や骨棘などの変形性関節症や脛骨の前方変位である。関節液の貯留像とは,いわゆるファットパッドサインである[11] (図11)。前十字靱帯断裂では,完全断裂でも部分断裂でも,側面像でファットパッドサインが認められる。ファットパッドサインは,膝関節内の関節液が増量し,膝蓋下の脂肪が頭側へ変位し,膝関節内のX線の透過性が低下しているためにみられる。前十字靱帯断裂の症例では,このファットパッドサインが認められるが,免疫介在性関節炎や腫瘍などほかの疾患でも観察されることがある。前十字靱帯断裂で慢性経過を経た症例では,骨棘や骨硬化などの変形性関節症の所見がみられることがある。骨棘の形成は,膝蓋骨遠位,滑車上領域,脛骨および大腿骨辺縁,種子骨の周辺に認められることが多い[1,4,8]。X線写真上でも,脛骨の前方変位が観察されることがある。膝関節と足根関節を90°になるように保持してX線写真を撮影する方法では, compressionをかけて撮影している。腓腹筋種子骨から大腿骨骨顆端に引いた直線が,通常は腓骨頭に接触する。脛骨の前方変位がある場合は,腓骨頭に接触せず,直線よりも腓骨頭が頭側に移動している[1] (図11)。

# 第1章 各論から診断,治療へのアプローチ

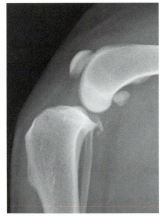
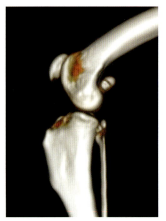
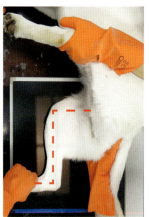

A ローテーションのないX線写真では,外側と内側の腓腹筋種子骨が重なっており,大腿骨の外顆と内顆が重複している。腓腹筋種子骨は外側のほうが内側より大きい。

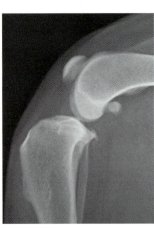
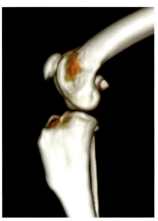

B 外側の腓腹筋種子骨が頭側に変位しているため,膝関節が少し内旋しているX線写真である。通常,このようなX線写真が一番多い。動物の骨盤を少し持ち上げるか,下にタオルやスポンジなどを入れて腰を高くするか,足根関節を少し外旋すると矯正できる。

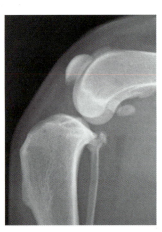
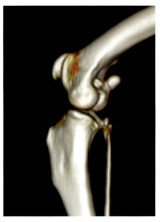

C 外側の腓腹筋種子骨が尾側に変位しているため,膝関節が少し外旋しているX線写真である。動物の骨盤を少し下げるか,足根関節を少し内旋させると矯正できる。

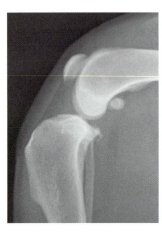
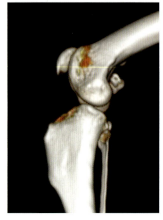

D 大腿骨顆の頭側と尾側は合っているが,膝関節が軽度に外旋しており,大腿骨の外顆が少し遠位方向へ移動している。動物の腰の位置は変えずに,足根関節を少し内旋するか,膝関節を照射野の中心にすると矯正できる。X線の照射野の中心から,外れれば外れるほど,このようなX線写真が撮れてくる。ただし,TPAを測定するために膝関節と足根関節を同時に入れてX線写真を撮影する際,大型犬では膝関節を照射野の中心にもってくるのが難しい場合が多い。

**図10 膝関節の方向によるX線写真での見え方の違い**

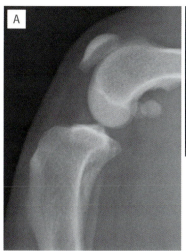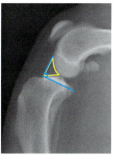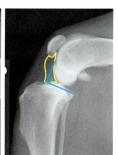

A 脛骨内側顆の頭側縁から内側高平部に対して垂線を引く。その線より頭側に軟部組織の陰影度が認められれば，ファットパッドサイン陽性である。この症例は，ファットパッドサイン陰性（黄囲み）である。

B 内側高平部の垂線よりも，頭側の陰影度の上昇が認められるため，ファットパッドサイン陽性（黄囲み）である。

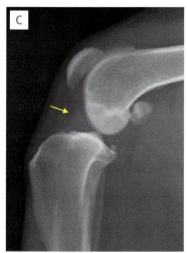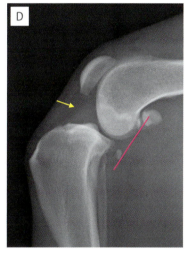

C ファットパッドサイン（黄矢印）が認められる。

D ファットパッドサイン（黄矢印）と脛骨の前方変位が認められる。腓腹筋種子骨から大腿骨骨顆端に引いた直線（赤線）が，通常は腓骨頭に接触する。脛骨の前方変位がある場合は，腓骨頭に接触せず，直線よりも腓骨頭が頭側に移動している。図C, DのX線写真は，同一症例の左右後肢膝関節である。

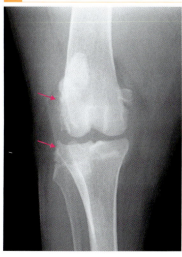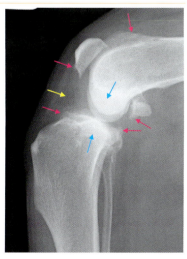

F 慢性症例では，ファットパッドサイン（黄矢印）のほかに，膝蓋骨遠位，滑車上領域，脛骨および大腿骨辺縁，種子骨の周辺に骨棘（赤矢印）や大腿骨顆，脛骨近位部の骨硬化（青矢印）などの変形性関節症の所見が認められる。

**図11 前十字靱帯断裂症例のX線検査所見**

## 超音波検査

医学領域では,近年,関節疾患の診断に対して超音波検査が用いられるようになってきている。超音波検査では,高周波数のリニアプローブを用いることで,筋,腱,靭帯などを描出し,異常の検出が可能になるだけでなく,リアルタイムで関節の動きを観察することが可能である。通常,おとなしい動物であれば,鎮静や全身麻酔は必要でない。

獣医学領域でも,二頭筋腱炎や前十字靭帯断裂,半月板の損傷などの診断のために,超音波検査が用いられるようになってきている。近年,超音波検査機器は,多くの動物病院に導入されており,膝関節の超音波検査は単純X線検査と同じようにどの施設でも実施可能であり,関節切開や関節鏡検査を行わずに前十字靭帯断裂や半月板損傷の確定診断を行える可能性がある検査である。現在のところ,前十字靭帯断裂の検出感度は15～20%,半月板損傷の検出感度は82～90%,特異度93%という報告がある[12-14]。日本での報告では正診率69.2%との報告がある[15]。検査者の熟練度によって検査結果が大きく左右され,再現性に限界があり,画像の客観的評価が統一されていないなどのさまざまな問題があり,現状ではまだ検討の余地がある検査である。

膝の超音波検査を行う際には,必ず剃毛をする必要がある。エコーゼリーをしっかりつけて,皮膚とプローブの間に隙間ができないようにする。前十字靭帯を描出するには,膝関節をやや屈曲させた状態で,膝蓋靭帯と平行になるようにプローブを当てる。前十字靭帯は膝蓋靭帯に対して少し斜めに走行しているため,少しプローブを回転させるときれいに描出しやすい。正常であれば,低エコー源性の前十字靭帯が確認できる。内側半月板,外側半月板を描出するには,プローブを膝蓋靭帯の長軸と平行になるように膝関節の内側,外側に当てていく。半月板は,頭側,中間,尾側とすべての領域を描出していく(図12)。

## X線CT検査

前十字靭帯や半月板をX線CT検査で評価する際には,陽性関節造影CT検査が通常は用いられる。膝関節内に造影剤を注入してからX線CTを撮影することで,関節腔の形状や前十字靭帯の走行,半月板などをある程度把握できるようになる[16]。しかし,超音波検査やMRI検査と比べると診断精度が劣るため,用いられることが少ない[17-19]。

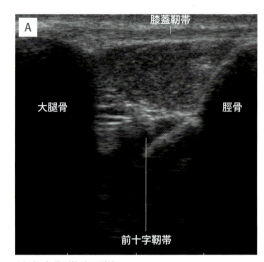

前十字靭帯(正常)
正常な前十字靭帯は低エコー源性に描出される。

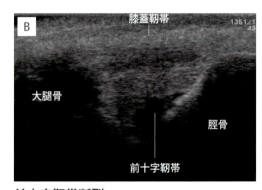

前十字靭帯断裂
前十字靭帯の走行が不正で,中に高エコー源性の構造物が確認できる。

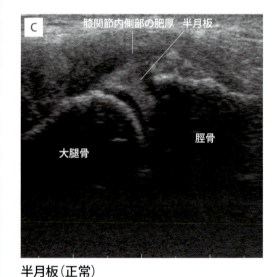

半月板(正常)
半月板は,高エコー源性に描出される。半月板の損傷が認められると,低エコー源性の亀裂が認められるようになる。

図12 前十字靭帯と半月板の超音波検査所見

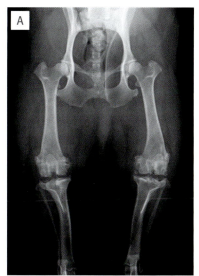
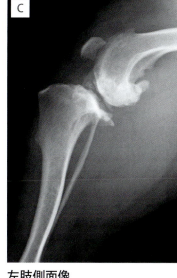
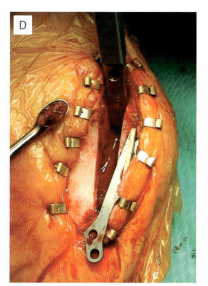
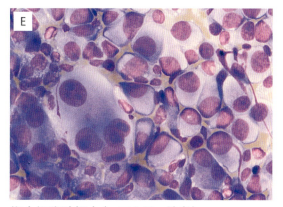

A 腹背像　B 右肢側面像　C 左肢側面像　D 術中所見　E 術中細胞診標本（ヘマカラー染色）

**図13　単純X線検査で検出できなかった腫瘍性疾患の症例（9歳齢，ウェルシュ・コーギー）**
単純X線検査では，骨や関節内に明らかな骨破壊像は認められなかった。ファットパッドサイン，大腿骨・脛骨の骨硬化像，大腿骨・脛骨に骨棘が認められた。前十字靭帯断裂を疑い，関節切開にて断裂を確認。脛骨粗面前進術（tibial tuberosity advancement：TTA）を行うため脛骨粗面の骨切りを行った際に，暗赤色の脆弱な軟部組織が認められた。術中細胞診では，細胞異型の顕著な非上皮性腫瘍細胞が大量に採取され軟部組織肉腫と考えられたため手術を中断した。病理組織学的検査の結果は，横紋筋肉腫であった。
当施設にまだX線CTが導入されていない頃の症例である。当時X線CT検査を行っていれば，術前に診断できていた可能性が高いと思われる。

筆者の施設でも前十字靭帯の断裂や半月板の損傷を精査するためにX線CT検査を行うことはない。X線CT検査は関節内や関節周囲の骨腫瘍の検出を目的に行うことがほとんどである。単純X線検査では検出できない悪性腫瘍の初期病変を有する例もあるため，X線CT検査を併用している（図13）。

## MRI検査

医学領域では，前十字靭帯や半月板の評価に広く用いられている。X線CT検査とは異なり，造影剤を使用しなくても，前十字靭帯，後十字靭帯，側副靭帯，半月板，軟骨などの関節内の構造物を描出することができる。獣医学領域でも，いくつかの報告があるが，現状ではまだ検討の余地がある検査である[20-22]。

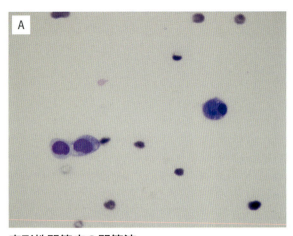
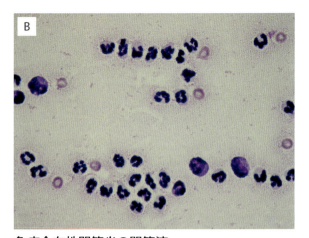

A 変形性関節症の関節液
有核細胞はほとんど認められず，マクロファージと滑膜細胞が主体である。

B 免疫介在性関節炎の関節液
有核細胞が増加しており，好中球と単核球が主体である。

図14 変形性関節症と免疫介在性関節炎の関節液の比較

## 関節液検査

　関節液の検査は，通常，関節の熱感や腫脹を示し，X線検査で関節に異常がみられ，不明熱などの免疫介在性疾患を疑う場合などに行われる。前十字靭帯の断裂では，ほとんどの症例で膝関節の腫脹が認められる。前十字靭帯断裂とほかの疾患，とくに免疫介在性関節炎との鑑別を行うために，関節液検査を行うことが推奨される。

　関節液は，滑膜から分泌されるグルコサミノグリカン（ヒアルロン酸，コンドロイチン硫酸），血清成分，細胞成分で構成される。関節液は，色調，粘稠性，タンパク濃度，細胞成分（有核細胞数，細胞の種類），ムチン塊形成試験などで評価する。前十字靭帯が断裂した症例の関節液は，通常，透明で粘稠性は正常から低下していることが多い。急性の断裂では出血が起こり，淡赤色を呈することもある。細胞数は正常から軽度に増加（1,000～10,000/μL）し，総タンパク数は2.5μg/dL以下のことが多い。細胞成分は，マクロファージと滑膜細胞が主体で，好中球は10％以下である（図14）。炎症性関節炎（感染性と非感染性）の関節液は，色調は混濁しており，粘稠性は正常から低下している。細胞数は増加（5,000/μL以上）し，総タンパク数は正常から増加している。細胞成分は，好中球と単核球が主体で，好中球は10％以上である（図14）。

## 関節鏡検査

　医学領域では，関節鏡下での関節内の探査だけでなく，手術も多く行われている。獣医学領域でも，古くから大動物，とくに馬で関節鏡が適応されている。近年は小動物臨床への関節鏡の応用もされるようになってきているが，行われている施設が限られているため，普及しているとは言いがたい。関節鏡検査の利点は，関節表面が視認でき，なおかつ拡大像で観察できる，関節の奥の構造物（とくに半月板）を観察しやすいことである。また，関節切開と比較して関節の損傷を必要最小限にできる。とくに，早期の部分断裂や半月板損傷の診断には，大変有用である（図15）。しかし，機材が高額であり，関節鏡下での探査や手術を行うためには熟練を要する。

## 前十字靭帯断裂と鑑別しておきたい疾病

### 症例1　股関節形成不全との併発（図16）

　4歳，ゴールデン・レトリーバー，去勢雄，30.9kg。右後肢跛行を主訴に主治医を受診。股関節形成不全との診断で，股関節全置換術（THR）を目的に紹介来院した。右後肢跛行は2カ月ほど前より続いているとの問診を聴取。視診にてsit test陽性。歩様検査にて右後肢の負重性の跛行が認めら

| | |
|---|---|
| **A** 正常(右膝) 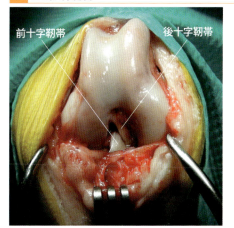 右膝関節の関節切開での前十字靭帯と後十字靭帯<br>膝蓋骨は外側に脱臼させてある。前十字靭帯の連続性は確認可能である。 | **B** 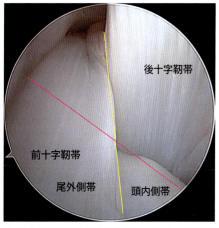 右膝関節の関節鏡下での前十字靭帯と後十字靭帯<br>靭帯の線維がきれいに見えており，頭内側帯(黄線)と尾外側帯(赤線)も確認できる。 |
| **C** 前十字靭帯の部分断裂(左膝) 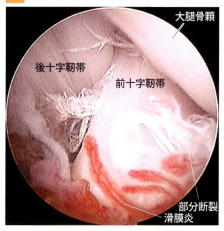 前十字靭帯表面に血管新生が認められ，部分断裂が認められる。 | **D** 半月板の損傷(左膝) 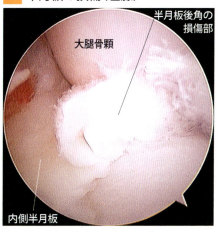 半月板の後角が損傷し，前方へ変位している。 |

**図15 関節鏡検査と関節切開での前十字靭帯と半月板の評価**

れた。身体検査にてTPRは正常。右膝関節の関節液の増量と脛骨圧迫試験の陽性が認められたが，脛骨の前方引き出し試験は陰性であった。軽度の股関節の伸展痛も認められた。神経学的検査に異常は認められなかった。単純X線検査では，右大腿部周囲の筋肉量の低下，左右股関節形成不全とそれに伴う骨関節炎（OA），左右膝関節にファットパッドサインが認められた。股関節形成不全と前十字靭帯断裂の併発で，現在の臨床症状の主原因は前十字靭帯断裂と暫定診断し，関節鏡検査およびTPLOについて飼い主の同意を得て施術したところ，右前十字靭帯の部分断裂が認めら

れた。

　股関節形成不全による後肢跛行と診断された症例の32％が，前十字靭帯断裂を併発しているとの報告がある[23]。そのため，股関節形成不全と診断する際に膝関節の精査をすることは重要である。股関節形成不全による跛行は，若齢（4～12カ月齢）で認められることが多い。この年齢以降に見られる股関節形成不全に起因した跛行は，内科療法で管理できることが多い。そのため，股関節形成不全に罹患している症例で，若齢以降に症状の悪化が認められる場合や内科療法で管理することができない跛行の症例は，前十字

# 第1章 各論から診断, 治療へのアプローチ

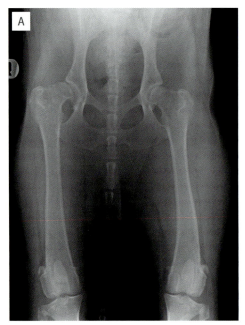
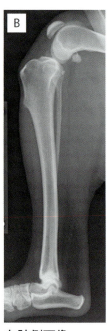
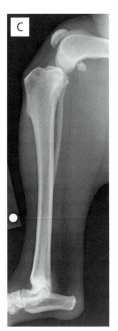

股関節腹背像　　　　右肢側面像　　　左肢側面像

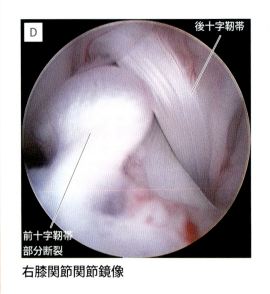

右膝関節関節鏡像

**図16** 症例1　前十字靱帯断裂と股関節形成不全の併発症例

靱帯断裂を考慮する必要がある。股関節形成不全と前十字靱帯断裂を併発している場合，明らかに触診にて股関節に疼痛がある場合は，股関節形成不全による跛行と診断し，治療を進めていく。しかし，ほとんどの症例では膝関節の疼痛のほうがひどい場合が多く，前十字靱帯断裂の治療が優先される。

## 症例2　前十字靱帯断裂と診断された関節内腫瘍の症例（図17）

7歳，ラブラドール・レトリーバー，避妊雌30.0kg。右後肢の跛行を主訴に主治医を受診。股関節形成不全，前十字靱帯断裂との診断で，紹介来院した。跛行は4カ月ほど前より認められておりNSAIDsの投与により改善を示していたが，1カ月前より悪化したとのことであった。視診にて，sit test陽性。歩様検査にて右後肢の持続的な非負重性の跛行がみられた。身体検査にてTPRは正常。右大腿部周囲の重度の筋萎縮，右足根関節の浮腫，右膝関節の重度腫脹，右膝窩リンパ節の腫脹が認められた。大腿部遠位端領域での重度の圧痛も観察された。膝関節または骨の腫瘍を疑い単純X線検査を行った。単純X線検査では，右大腿部周囲の筋肉量の低下，左膝関節の骨棘形成とファットパッドサイン，右大腿骨遠位と脛骨近位の骨破壊が認められた。細胞診で組織球性肉腫と暫定診断し，病理組織学的検査にて組織球性肉腫と確定診断した。

前十字靱帯断裂と診断する際に，最も鑑別しなければならない疾患は，腫瘍性疾患である。四肢の腫瘍性疾患は，念入りな身体検査にてほとんどの場合検出できる。前十字靱帯断裂の症例と比較して，膝関節が重度に腫れており，触診による痛みも強く，膝窩リンパ節などの重度の腫脹も認められることが多い。

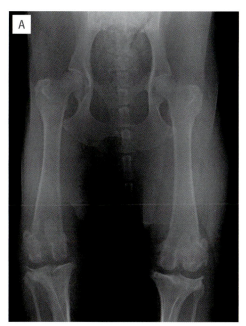
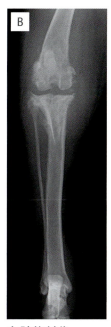
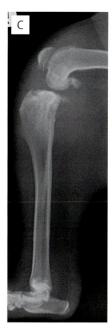

股関節腹背像　　　　　　　　　　　　　　　右肢後前像　　　右肢側面像

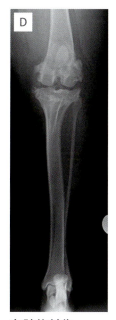
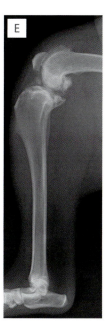
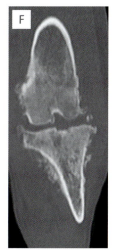
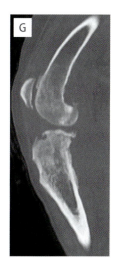

左肢後前像　　左肢側面像　　　　　　　　右膝関節CT冠状断像　　右膝関節CT矢状断像

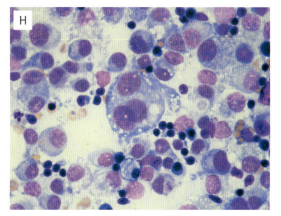

細胞診標本(ライトギムザ染色)

**図17 症例2　関節内腫瘍の症例**

## 症例3　膝蓋骨内方脱臼との併発(図18)

　11歳，チワワ，雄3.7kg。1カ月前に左後肢跛行を主訴に主治医を受診。左右膝蓋骨の内方脱臼(グレード3)と診断され，NSAIDsを処方される。改善が認められず，膝蓋骨の整復術を目的に紹介来院した。視診にてsit test陽性。歩様検査にて，左後肢の間欠的な非負重性の跛行が認められた。身体検査にてTPRは正常。左膝関節の関節液の増量，脛骨の前方引き出し試験および脛骨圧迫試験は陽性で，左右膝蓋骨の内方脱臼(グレード2)が確認された。神経学的検

第1章　各論から診断，治療へのアプローチ

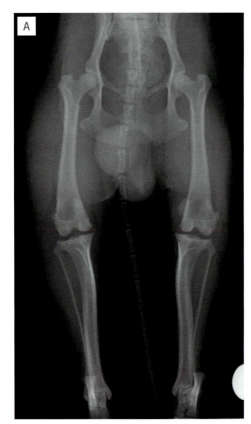
股関節腹背像

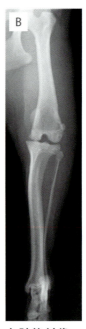
左肢後前像

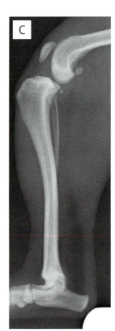
左肢側面像

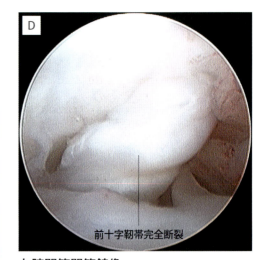
前十字靱帯完全断裂

左膝関節関節鏡像

図18 症例3　前十字靱帯断裂と膝蓋骨内方脱臼の併発症例

査で異常は認められなかった。膝蓋骨内方脱臼と前十字靱帯断裂の併発による左後肢跛行を疑い，単純X線検査を行った。単純X線検査では，左大腿部周囲の筋肉量の低下，左右膝蓋骨の内方脱臼，左膝関節にファットパッドサイン，左脛骨の前方変位がみられた。関節鏡検査にて，左前十字靱帯の完全断裂が認められた。

　膝蓋骨内方脱臼と前十字靱帯断裂の併発症例は，小型犬でよく観察される。膝蓋骨の内方脱臼は身体検査にて簡単に検出できるため，後肢跛行の原因と安易に診断してしまう傾向にある。膝蓋骨内方脱臼のみであれば，関節液の増量やファットパッドサインはあまり認められないことが多いため，同所見が認められるようであれば，前十字靱帯断裂も考慮する必要がある。

## 症例4　慢性関節炎と診断された免疫介在性関節炎の症例（図19）

　9歳，雑種犬，雄，21.0kg。10日前から後肢が起き上がりにくく，座りにくそうとの主訴で主治医を受診。慢性関節炎（股関節形成不全と前十字靱帯部分断裂）と診断され，グルコサミンのサプリメントとNSAIDsを処方される。飼い主がセカンドオピニオンを目的に来院した。明らかな跛行はなく，元気と食欲が低下しているが，NSAIDsを服用すると一時的に改善する。前肢も痛そうにしていることがあるとの問診を聴取。視診にてsit test陰性。歩様検査では明らかな跛行は認められなかった。身体検査にて，体温40.7℃であった。左右の手根関節・肘関節・足根関節・膝関節の腫脹が認められた。脛骨の前方引き出し試験と脛骨圧迫試験は陰性であった。神経学的検査で異常は認められなかった。左右股関節の伸展痛が認められた。免疫介在性関節炎

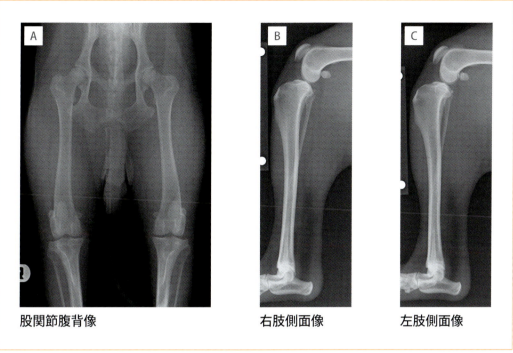

股関節腹背像　　右肢側面像　　左肢側面像

図19　症例4　免疫介在性関節炎の症例

を疑い，血液検査，単純X線検査，関節液検査などを行った。血液検査にて好中球数の上昇（32,810/μL）とCRPの上昇（10.52mg/dL）が認められた。単純X線検査では，左右膝関節のファットパッドサイン，手根関節と足根関節周囲の軟部組織の軽度腫脹が認められた。関節液は白濁しており，粘稠性の低下が認められた。タンパク濃度は2.6μg/dL，細胞数の増加が認められ，好中球主体であった。免疫介在性関節炎と診断した。

免疫介在性関節炎の症例では，元気や食欲など一般状態の低下が認められることが多い。明らかな跛行が認められず歩きにくそうにしている，跛行する肢が日によって違うなど前十字靭帯断裂と異なる臨床症状を呈していることが多い。そのため問診が重要である。また，免疫介在性関節炎の動物は，膝関節の腫脹が認められることが多いが，それ以外に手根関節，足根関節，肘関節などの腫脹も同時にみられることが多い。身体検査時に，ほかの関節に腫脹がないかも必ず確認しておく。体温の上昇が認められることも多いので，跛行を主訴に来院した動物に対しても体温測定は必ず行ったほうがよい。免疫介在性関節炎を疑ったのであれば，関節液検査をすることで確定診断が得られる。

## 治療

前十字靭帯断裂の治療は，外科的療法が中心となる。初期の部分断裂に起因する跛行などの臨床症状は，運動制限やサプリメントやNSAIDsの投与，装具などの保存療法で，一時的には症状の緩和がみられるものの，先にも述べたように部分断裂は100%において完全断裂に移行することが知られている。したがって，可能なかぎり早期の治療が推奨される。15kg以上の犬では，保存療法で管理できるのは約20%と考えられており，内科対応疾患ではなく外科対応疾患と言える。15kg以下の犬では，保存療法により症状が改善すると考えられているが，近年，これは疑問視されてもいる。

### 外科的療法

犬の前十字靭帯断裂の外科的療法としては，靭帯再建法として，関節内法および関節外法が知られている。近年，靭帯再建法とは異なり，動的安定性をもたらす脛骨矯正骨切り術が考案され，世界的に普及が進んでいる。脛骨矯正骨切り術には，TPLOやTTA，aCBLOなどさまざまな術式が報告されているが，2017年において最も広く普及しているのはTPLOと言える。大型犬において，関節外法およびTPLO，TTAの術後の床反力計（フォースプレート）を用

# 第1章　各論から診断,治療へのアプローチ

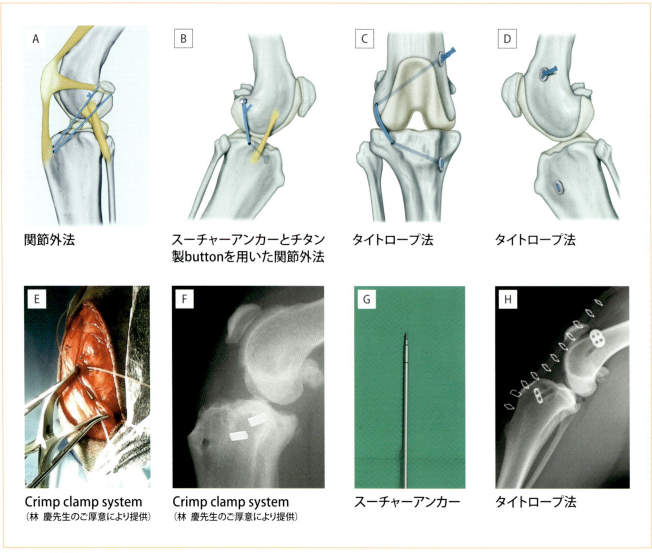

図20　関節外法

いた歩行解析の比較では，関節外法が手術直後から術後約1年において最も機能回復が悪いと記載されている。術後50〜149日目においてはTTAが最も高い機能回復を示すものの，それ以降の機能回復はTPLOに逆転され，術後約1年ではTPLOが最も高い機能回復を示すと述べられている。約10年前，TPLOとTTAの機能回復は同等と考えられ，術式の選択は執刀医の好みと言われてきたが，近年，床反力計（フォースプレート）などを用いた客観的な比較研究が行われるようになり，2017年においてはTPLOが最も優れた機能回復を示すと考えられている。

## 関節外法（図20）

関節外法はDe Angelisらが報告した支帯鱗状重層法（retinacular imbrication technique）が基礎となっており，Floは支帯鱗状重層法を改良したMRIT（modified retinacular imbrication technique）法を報告している。近年関節外法に加えられた改良は，人工靱帯の材質と等尺性である。人工靱帯は，整形外科ワイヤーが用いられることもあるが，一般的にはモノフィラメントとマルチフィラメントが多く使用されている。モノフィラメントでは魚釣りに使用されるナイロンリーダー糸（nylon fishing leader line）が用いられてきた。近年では，各社から獣医療製品として販売されているナイロンもある。近年，モノフィラメントより伸びにくくより強い素材であるマルチフィラメントとしてポリエチレンの編み糸縫合糸が各社から販売されている。マルチフィラメントは感染に弱いため，使用する際には必ず外科用プラスチックドレープを使用し，人工靱帯と皮膚を接触させてはならない。マルチフィラメントはモノフィラメントより強度が強く，種子骨周囲にかけると種子骨を切り飛ばす懸念もあるため，bone anchorの使用が推奨される（図21）。

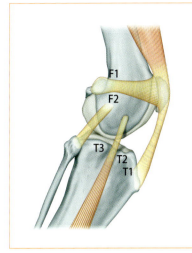

膝関節の伸展および屈曲時に，大腿骨と脛骨の距離が変化しない固定点が等尺点であるが，Roeらは外側腓腹筋種子骨付近の大腿骨外側顆尾側付近と長趾伸筋の筋溝の前後と報告しており，Hulseらは外側種子骨遠位と長趾伸筋の2mm尾側の結節と述べている。膝関節は三次元の動きを有するが，これらの研究は膝関節や前十字靭帯を二次元として研究しているため，完全な等尺性が保持されるものではないものの，人工靭帯は等尺性を保持しやすい部位での固定が推奨される。等尺点で固定を行うためにbone anchorが用いられる。

図21 等尺点

## TPLO（tibial plateau leveling osteotomy）

1993年にSlocumらはTPLOを報告し，以降，TTA，TTO，aCBLOなどさまざまな術式が考案，臨床応用されているが，2017年においては世界的に最も普及，支持されている術式と言える。TPLOは，脛骨近位を円形に骨切り，回転矯正することでTPAを平坦化し，負重時に発生するCrTTを抑制させる。

## TPLO適応症例

### 症例5　右前十字靭帯完全断裂と半月板後角損傷の併発（図22）

7歳齢，オーストラリアン・シェパード，避妊雌，17.4kg。右後肢完全挙上にて主治医を受診し，当院へ紹介来院した。右脛骨の前方引き出し試験および脛骨圧迫試験は陽性，単純X線検査では，右大腿部周囲の筋肉量の低下，右膝関節にファットパッドサインと顕著な脛骨の前方変位がみられた。関節鏡検査にて，右前十字靭帯の完全断裂，半月板後角の損傷が認められ，鏡視下で断裂靭帯の除去と半月板損傷部位の部分的除去を行いTPLOを施術した。術後の単純X線検査では，術前にみられた脛骨の前方変位は矯正されていた。フォースプレートによる歩行解析においても，術後77日目には良好な機能回復を示した。

### 症例6　右前十字靭帯部分断裂（図23）

7歳齢，ゴールデン・レトリーバー，避妊雌，27.3kg。右後肢完全挙上にて主治医を受診し，当院へ紹介来院した。右脛骨の前方引き出し試験および脛骨圧迫試験は陽性，単純X線検査では，右大腿部周囲の筋肉量の低下，右左膝関節にファットパッドサインと脛骨の前方変位がみられた。関節鏡検査にて，右前十字靭帯の部分断裂がみられたものの，半月板には特筆すべき所見はなかった。鏡視下で部分断裂靭帯の除去を行いTPLOを施術した。術後の単純X線検査では，術前にみられた脛骨の前方変位は矯正されており，フォースプレートによる歩行解析においても，術後41日目には良好な機能回復を示していた。この症例は，単純X線検査では，左側も教科書的な前十字靭帯断裂所見を示しているが，明確な臨床症状はなく，フォースプレートによる歩行解析では異常所見は示していない。

### 症例7　左前十字靭帯完全断裂と半月板後角損傷の併発（図24）

4歳齢，ミニチュア・ブルテリア，去勢雄，17.0kg。3カ月前，山を走ってから左後肢跛行。近医を受診し，単純X線検査を受けたものの異常なしとの診断。NSAIDsを処方されるが改善なく転院，前十字靭帯断裂が疑われ，当院へ紹介来院した。左脛骨の前方引き出し試験および脛骨圧迫試験は陽性，単純X線検査では，左大腿部周囲の筋肉量の低下，右左膝関節にファットパッドサインと脛骨の前方変位がみられた。超音波検査では，左半月板に損傷を示唆する低エコー源性の亀裂が認められた。関節鏡検査にて，左前十字靭帯の完全断裂，半月板後角の損傷が認められ，鏡視下で断裂靭帯の除去と半月板損傷部位の部分的除去を行いTPLOを施術した。術後の単純X線検査では，術前にみられた脛骨の前方変位は矯正されていた。フォースプレートによる歩行解析においても，術後77日目には良好な機能回復を示した。

この症例では，単純X線検査では，右側も前十字靭帯断裂所見を示しているが，明確な臨床症状はなく，フォースプレートによる歩行解析でも異常所見は示していない。

第1章　各論から診断,治療へのアプローチ

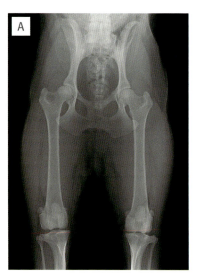
股関節背腹像

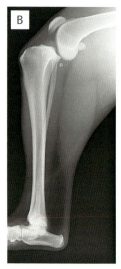
右肢側面像

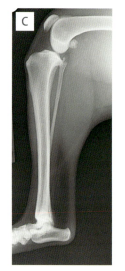
左肢側面像

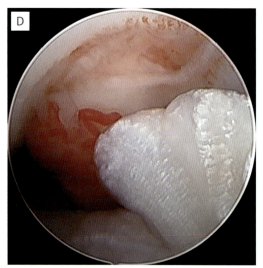
右膝関節関節鏡像 完全に断裂した前十字靭帯

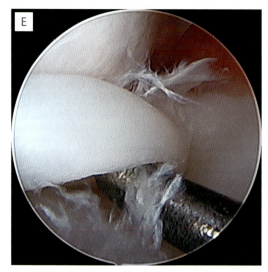
右膝関節関節鏡像 半月板後角の損傷

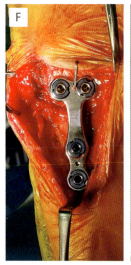
術中所見　　右肢側面像

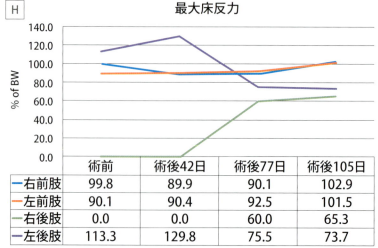

図22 症例5　右前十字靭帯完全断裂と半月板後角損傷の併発症例
術前にみられる脛骨の前方変位は,TPLO後には矯正されている。

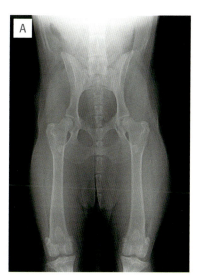
股関節背腹像

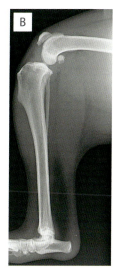
右肢側面像

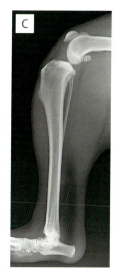
左肢側面像

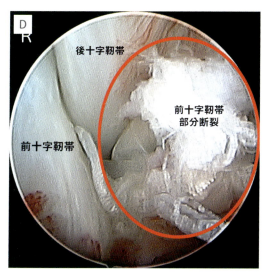
右膝関節関節鏡像

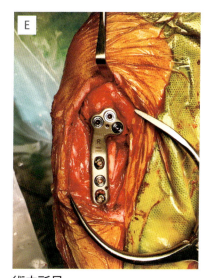
術中所見

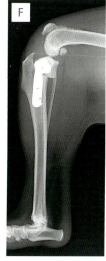
右肢側面像

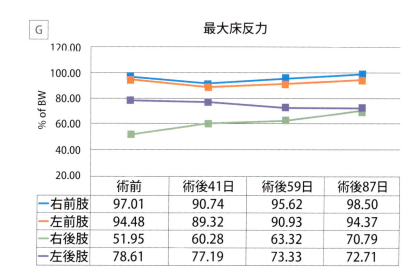

図23 症例6　右前十字靱帯部分断裂症例
術前にみられる脛骨の前方変位は，TPLO後には矯正されている。

第1章 各論から診断、治療へのアプローチ

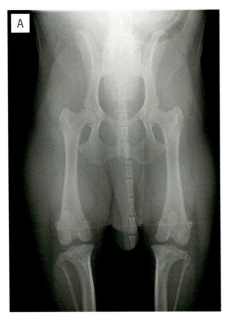
股関節背腹像

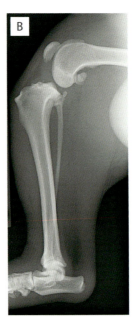
左肢側面像

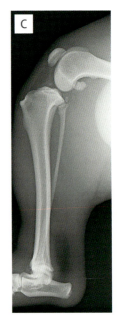
右肢側面像

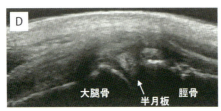
左半月板超音波像

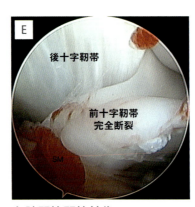
左膝関節関節鏡像

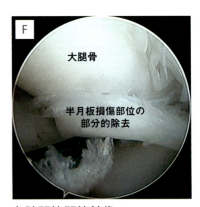
左膝関節関節鏡像

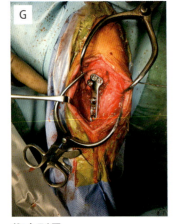
術中所見

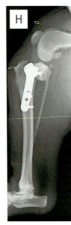
左肢側面像

最大床反力

|  | 術前 | 術後30日 | 術後89日 |
|---|---|---|---|
| 右前肢 | 111.39 | 111.24 | 109.05 |
| 左前肢 | 118.06 | 117.82 | 120.75 |
| 右後肢 | 77.29 | 93.45 | 78.39 |
| 左後肢 | 43.09 | 51.84 | 79.43 |

図24 症例7 左前十字靱帯完全断裂と半月板後角損傷の併発症例
術前にみられる脛骨の前方変位は、TPLO後には矯正されている。

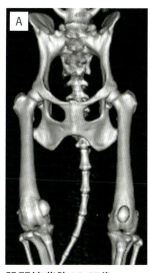
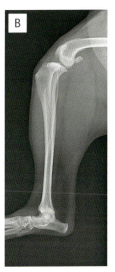
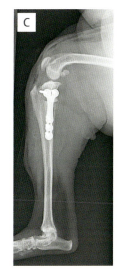
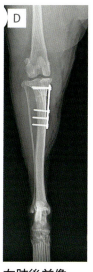
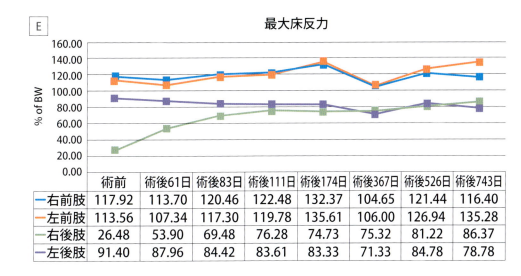

図25 症例8 膝蓋骨脱臼と右前十字靭帯部分断裂の併発症例
術前にみられる脛骨の前方変位は，TPLO後には矯正されている。

## 症例8 膝蓋骨脱臼と右前十字靭帯部分断裂の併発（図25）

10歳齢，トイ・プードル，避妊雌，4.7kg。右後肢完全挙上にて主治医を受診したところ，膝蓋骨脱臼（グレード3）と診断され手術を推奨された。セカンド・オピニオンを受けた病院にて，膝蓋骨脱臼と前十字靭帯断裂の併発と診断され，当院へ紹介来院した。単純X線検査では，膝蓋骨脱臼と右膝関節にファットパッドサインと脛骨の前方変位がみられた。関節鏡検査にて，右前十字靭帯の部分断裂がみられたものの，半月板には特筆すべき所見はなかった。鏡視下で部分断裂靭帯の除去を行いTPLOを施術した。術後の単純X線検査では，術前にみられた脛骨の前方変位は矯正されており，フォースプレートによる歩行解析においても，術後41日目には良好な機能回復を示していた。この症例では，単純X線検査では，左側も教科書的な前十字靭帯断裂所見を示しているが，明確な臨床症状はなく，フォースプレートによる歩行解析でも異常所見は示していない。

## 症例9 膝蓋骨脱臼と前十字靭帯完全断裂の併発（図26）

9歳齢，ポメラニアン，避妊雌，3.2kg。右後肢跛行にて主治医を受診し，膝蓋骨脱臼と前十字靭帯断裂の併発と診

# 第1章 各論から診断,治療へのアプローチ

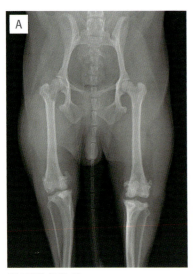

股関節背腹像

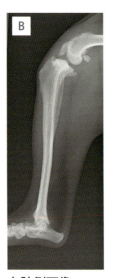

右肢側面像

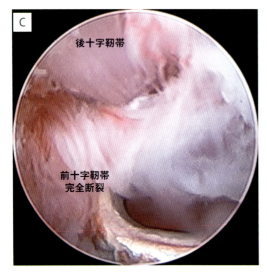

右膝関節関節鏡像

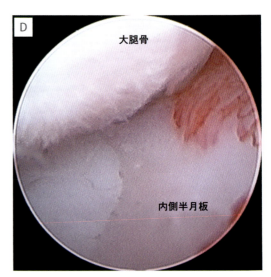

右膝関節関節鏡像

**図26 症例9　膝蓋骨脱臼と右前十字靭帯完全断裂の併発症例**
術前にみられる脛骨の前方変位は,TPLO後には矯正されている。

断され，当院へ紹介来院した。右脛骨の前方引き出し試験および脛骨圧迫試験は陽性，単純X線検査では，右大腿部周囲の筋肉量の低下，右膝関節にファットパッドサインと脛骨の前方変位がみられた。関節鏡検査にて，右前十字靭帯の完全断裂がみられたものの，半月板には特筆すべき所見はなかった。ブロックリセッション，軟部組織の処理を行い，近位骨片と遠位骨片にギャップをつけてTPLOを行った。術後の単純X線検査では，術前にみられた脛骨の前方変位は矯正されており，フォースプレートによる歩行解析においても，術後41日目には良好な機能回復を示していた。

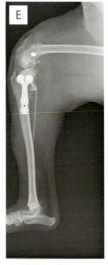

右肢側面像

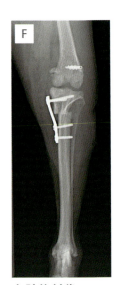

右肢後前像

## おわりに

部分断裂を含めて，前十字靱帯断裂の症例の多くは，問診，視診（sit testやmedial buttressなど），歩様検査，脛骨の前方引き出し試験，脛骨圧迫試験，膝関節の過伸展での疼痛の有無，単純X線検査，関節液の細胞診などの検査で，1項目ないし複数項目の異常を示す。診断のために関節鏡検査を必要とすることはきわめてまれで，多くは一般的な検査で暫定診断が可能である。前十字靱帯断裂は発生頻度の高い疾患であるが，股関節形成不全，膝蓋骨脱臼，馬尾症候群，腫瘍，免疫介在性関節炎などの混同しやすい疾患との鑑別が重要になってくる。本稿が，明日からの診療の一助となれば幸いである。

### 参考文献

1. Piermattei, D. L., Flo, G. L, DeCamp, C. E. (2006): The stifle joint. *In*: Brinker, Piermattei, and Flo's Handbook of small animal orthopedics and fracture repair, 4th ed., pp.562-632, Elsevier Saunders, Philadelphia.
2. Ralphs, S. C., *et al.* (2002): Arthroscopic evaluation of menisci in dogs with cranial cruciate ligament injuries: 100 cases (1999-2000). *J. Am. Vet. Med. Assoc.*, 221:1601-1604.
3. Plesman, R., *et al.* (2013): Detection of meniscal tears by arthroscopy and arthrotomy in dogs with cranial cruciate ligament rupture. *VCOT*, 26(1): 42-46.
4. Cook, J. L. (2010): Epidemiology of cranial cruciate ligament rupture. *In*: Advances in the canine cranial cruciate ligament (Muir, P. ed), pp.95-99, Wiley-Blackwell, Ames.
5. Buote, N., *et al.* (2009): Age, tibial plateau angle, sex and weight as risk factors for contralateral rupture of the cranial cruciate ligament in Labradors. *Vet. Surg.*, 38(4): 481-489.
6. Cabrera, S. Y., *et al.* (2008): Comparison of tibial plateau angles in dogs with unilateral versus bilateral cranial cruciate ligament rupture: 150 cases (2000-2006). *J. Am. Vet. Med. Assoc.*, 232: 889-892.
7. Neal, B. A., *et al.* (2015): Evaluation of meniscal click for detecting meniscal tears in stifles with cranial cruciate ligament disease. *Vet. Surg.*, 44(2): 191-194.
8. Fossum, T. W. (2007): Diseases of joints, cranial cruciate ligament rupture. pp.1254-1275, *In*: Small Animal Surgery, 3rd ed., Elsevier Health Sciences, Philadelphia.
9. Headrick, J., *et al.* (2007): A novel radiographic method to facilitate measurement of the tibial plateau angle in dogs. A prospective clinical study. *VCOT*, 20(1): 24-28.
10. Reif, U., *et al.* (2004): Influence of Limb Positioning and Measurement Method on theMagnitude of the Tibial Plateau Angle. *Vet. Surg.*, 33(4): 368-375.
11. Fuller, M. C., *et al.* (2014): Evaluation of the radiographic infrapatellar fat pad sign of the contralateral stifle joint as a risk factor for subsequent contralateral cranial cruciate ligament rupture in dogs with unilateral rupture: 96 cases (2006-2007). *J. Am. Vet. Med. Assoc.*, 244:328-338.
12. Mahn, M. M., *et al.* (2005): Arthroscopic verification of ultrasonographic diagnosis of meniscal pathology in dogs. *Vet. Surg.*, 34(4): 318-323.
13. Arnault, F., *et al.* (2009): Diagnostic value of ultrasonography to assess stifle lesions in dogs after cranial cruciate ligament rupture : 13 cases. *VCOT*, 22(6): 479-485.
14. Gnudi, G., *et al.* (2001): Echographic examination of the stifle joint affected by cranial cruciate ligament rupture in the dog. *Vet. Radiol. Ultrasound*, 42(3): 266-270.
15. 高橋彩佳，本阿彌宗紀，越後良介，藤田淳，望月学．(2013): 犬の前十字靱帯疾患に対する超音波検査所見と術中肉眼所見の比較．第87回獣医麻酔外科学会, pp.228, 仙台．
16. Smii, V. F., *et al.* (2004): Computed tomographic arthrography of the normal canine stifle. *Vet. Radiol. Ultrasound*, 45(5): 402-406.
17. Tivers, M. S., *et al.* (2008): Canine stifle positive contrast computed tomography arthrography for assessment of caudal horn meniscal injury: a cadaver study. *Vet. Surg.*, 37(3): 269-277.
18. Samii, V. F., *et al.* (2009): Computed tomographic arthrography of the stifle for detection of cranial and caudal cruciate ligament and meniscal tears in dogs. *Vet. Radiol. Ultrasound*, 50(2): 144-150.
19. Tivers, M. S., *et al.* (2009): Diagnostic accuracy of positive contrast computed tomography arthrography for the detection of injuries to the medial meniscus in dogs with naturally occurring cranial cruciate ligament insufficiency., *J. Small Anim. Pract.*, 50(7): 324-332.
20. Galindo-Zamora, V., *et al.* (2013): Diagnostic accuracy of a short-duration 3 Tesla magnetic resonance protocol for diagnosing stifle joint lesions in dogs with non-traumatic cranial cruciate ligament rupture. *BMC Vet. Res.*, 9:40.
21. Bottcher, P., *et al.* (2010): Value of low-field magnetic resonance imaging in diagnosing meniscal tears in the canine stifle: a prospective study evaluating sensitivity and specificity in naturally occurring cranial cruciate ligament deficiency with arthroscopy as the gold standard. *Vet. Surg.*, 39(3): 269-305.
22. Olive, J., *et al.* (2014): Fast presurgical magnetic resonance imaging of meniscal tears and concurrent subchondral bone marrow lesions. Study of dogs with naturally occurring cranial cruciate ligament rupture. *VCOT*, 27(1): 1-7.
23. Powers, M. Y., (2005): Prevalence of cranial cruciate ligament rupture in a population of dogs with lameness previously attributed to hip dysplasia: 369 cases (1994-2003). *J. Am. Vet. Med. Assoc.*, 227(7): 1109-1111.

# 3 骨折と脱臼の一次管理

枝村 一弥（日本大学獣医外科学研究室 准教授，日本大学動物病院整形外科 小動物外科専門医）

## はじめに

　骨折や脱臼という外傷性損傷は，いずれの施設であっても診療する機会がある。そのため，骨折や脱臼の手術を行わない獣医師であっても，適切な診断や処置に関する知識をもっておく必要がある。骨折や脱臼の症例の一次管理を行う際には，とくに整復後の外固定が重要な位置を占める。外固定には，それぞれに適応があり，再骨折や再脱臼を生じさせないためのコツがある。ここでは，外固定を中心に骨折や脱臼の症例の一次管理のポイントについて概説する。

## 骨折や脱臼の診断

　骨折や脱臼を疑う症例が来院したときには，問診，視診，歩行検査，身体検査，画像診断の順で系統立てて診断を進めていく。まずは，品種，年齢，家族歴，外傷歴，原因，症状の経過などを中心に聴取する。大きな外傷を負っている場合には，血圧，心電図，経皮的動脈血酸素飽和度（$SpO_2$），可視粘膜の色調，呼吸様式などを評価し，命を脅かすような状態であるか否かを評価する。また，神経学的検査も行い，重大な神経障害があるか否かも確認する。

　次いで，静止時の姿勢の観察を行う。一般的に，骨折や脱臼のある症例では，患肢への体重負重の程度が軽いか，患肢を挙上していることが多い。歩行検査を行うと，ほとんどの症例で重度な跛行が認められる。しかし，先天性肩関節脱臼や股関節形成不全に関連した脱臼や亜脱臼の症例では，跛行が認められないことがあるので，必ずしも跛行の有無のみで脱臼の可能性を除外してはならない。

　次いで，四肢のスクリーニング検査を行う。その際には，筋肉の量および質，関節の腫れ，肢の変形，局所の発熱，波動感に着目しながら，体幹部から肢端へと左右を比較しながらやさしく触診していく。骨折や脱臼が生じている場合には，患部の周辺に腫脹や疼痛があり，内出血や肢の変形が認められることが多い。整形外科学的検査を行うことにより，各関節の脱臼の有無だけでなく，患部周辺の靭帯や腱の状態も詳細に評価することができる。

　これらの診断で骨折や脱臼が疑われたときには，X線検査を行って診断をさらに確実なものにする。X線検査を行う際には，最低でも二方向からの撮影を行い，罹患部位の近位と遠位の関節を必ず含めて撮影することが重要である。X線撮影を行う際には，さらなる損傷を防ぐために，最大限の注意を払って保定を行う。骨盤骨折や椎骨骨折の症例では，CT検査やMRI検査が治療方針の決定や予後の判定に有用なことがある。

## 一次管理のポイント

　全身を評価して命を脅かすような損傷がある場合には，それらの治療を最優先する。骨折の症例では，まず骨折片の不動化と疼痛管理を行う。骨折による疼痛は，骨膜または周辺の靭帯や腱部の損傷によって生じる。そのため，副子やキャスト包帯などで骨折片を不動化させることにより，疼痛は劇的に減じる。また，そのような固定を行うことで，さらなる損傷を防ぐこともできる。そのため，可能な限り早く適切な一時固定を行い，治療計画を立てる。一般的に，転位の少ない単純骨折の症例では，適切な外固定を行うことで癒合を目指すことができる。しかし，粉砕骨折や関節内骨折の症例では，手術が必要となるため，飼い主にその必要性を説明する。

　開放性骨折が生じている場合には，まずは被毛を広範囲に刈り，周辺の皮膚を4%のグルコン酸クロルヘキシジンで消毒する[1]。次いで，壊死組織がある場合には，可能な限り取り除く。それに続いて，滅菌等張液で水圧をかけながら洗浄を行う[1]。その際には，約300 mmHgの圧をかけて，1L以上の液体で洗浄することが推奨されている[1]。このような骨折の場合，筆者は整形外科用洗浄器を用いて患部の洗浄を行っている。さらに，0.05%のクロルヘキシジン液で洗浄を行うと，組織を傷害させることなく清潔度を保つことが

表1　骨折や脱臼の症例で疼痛管理に使用されているおもな薬剤

| 分類 | 薬剤名 | 犬 | 猫 |
| --- | --- | --- | --- |
| NSAIDs | カルプロフェン | 4.4 mg/kg SC, PO, SID | ― |
| | メロキシカム | 0.2 mg/kg SC, PO, SID（初回）<br>0.1 mg/kg PO, SID | 0.1 mg/kg SC, PO, SID（初回）<br>0.05 mg/kg PO, SID |
| | フィロコキシブ | 5 mg/kg PO, SID | ― |
| | ロベナコキシブ | 2 mg/kg SC, 単回<br>1 mg/kg PO, SID | 2 mg/kg SC, 単回<br>1 mg/kg PO, SID |
| オピオイド（非麻薬性） | トラマドール | 2〜5 mg/kg PO, BOD〜TID | 2〜4 mg/kg, PO, BID〜TID |
| | コデイン | 1〜2 mg/kg PO q4〜6 hrs | ― |
| NMDA受容体拮抗薬 | アマンタジン | 3〜5 mg/kg PO, SID | 3〜5 mg/kg PO, SID |
| 鎮痛補助薬 | ガバペンチン | 2.5〜10 mg/kg PO, SID〜TID | 1.25〜5 mg/kg PO, SID |
| | プレガバリン | 2 mg/kg PO, BID | ― |

できる[1]。最後に，滅菌されたドレッシング材を被覆して包帯を巻き一次処置を行う。さらに，広域スペクトルの抗菌薬を投与して，感染を予防もしくは拡大するのを防ぐ。

脱臼の症例では，X線検査を行って関節の構造と脱臼の方向を確認する。一般的に，関節の構造に異常がなく，発生からの期間が短い場合には，可能な限り早く整復を行う。通常，脱臼の整復には全身麻酔が必要となる。脱臼を整復した後には，罹患関節や脱臼の方向を考慮して，適切な外固定を行う。外固定を適用している間は，ケージレストなどの運動制限も必ず行い，定期的に再脱臼の有無を評価する。このような管理を行っているにもかかわらず再脱臼が生じた場合には，観血的整復術の必要性を飼い主に提案し治療方針について話し合う。

## 疼痛管理

骨折や脱臼の症例では，一般的に中程度から重度の疼痛を伴うため，多くの場合，疼痛管理が必要となる。その際には，非ステロイド系消炎鎮痛薬（NSAIDs）を選択するのが一般的である（表1）。

しかし，最近になり，NSAIDsが骨癒合に影響を及ぼす可能性が指摘されている[2-4]。現在，わが国では，犬や猫に投与可能なNSAIDsとしてCOX-2選択的NSAIDsあるいはCOX-2阻害薬が使用されているが，COX-2の阻害はVEGF，ALP，オステオカルシンなど骨癒合に関する因子を抑制する。マウス，ラット，ウサギの骨折モデルを用いたin vivoの研究においても，NSAIDsの投与により骨折の癒合が遅延することが確認されている[2,4]。COX-2ノックアウトマウスでは，COX-1ノックアウトマウスに比べて，骨癒合が遅延することも認められている[2,4]。さらに，近年，骨切りモデル犬においてカルプロフェンを長期間投与したところ骨癒合が遅延したという報告もなされた[3]。しかし，この論文では，犬にカルプロフェンを120日間連投しており，臨床現場で骨折の症例に対して使用する期間よりも，かなりの長期にわたってNSAIDsが投与されていた。一方で，犬の臨床例ではNSAIDsを一般的な投与期間で疼痛管理に用いたことにより癒合不全が生じたという報告は存在しない。このような背景から，NSAIDsは骨癒合に理論上は影響するものの，損傷後の常識的な期間の使用であれば，臨床的に大きな問題は生じないと考えられている。しかし，癒合不全がすでに生じている場合，ステロイド投与例，クッシング症候群や上皮小体機能亢進症などの内分泌疾患に罹患している症例においては，NSAIDsの使用は控えたほうがよいかもしれない[2]。もし，NSAIDsの使用を避けたいときには，トラマドール，コデイン，アマンタジン，ガバペンチン，プレガバリンといった他の鎮痛薬の投与も一考の価値がある（表1）。このようなことを考慮しつつ，骨折の症例に対しては，患肢の不使用を避けるために適切な疼痛管理を早期から実施することを推奨する。

## 骨折の症例における外固定の目的と種類

骨折と診断した際には，骨折片の不動化と支持，使用制限，腫脹の抑制，自傷の予防を目的として，副子やキャスト包帯などの外固定を可能な限り早く適用すべきである。これらの外固定は，受傷直後の一時固定として用いることもできるが，単純骨折で変位が少ない場合や，牽引のみで

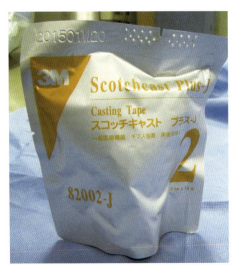

図1　キャスト包帯を巻く際に用いるキャスティングテープ
ガラス繊維とポリウレタン樹脂でできており，軽く通気性がある（3M™スコッチキャスト™ プラス-Jキャスティング・テープ，スリーエム ジャパン株式会社）。

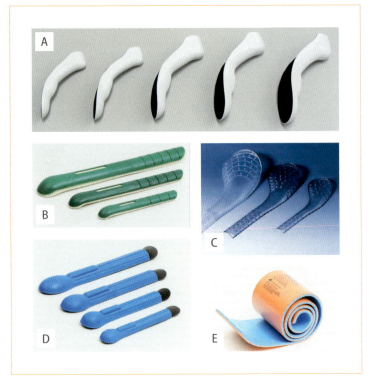

図2　わが国で入手可能な副子
A：KPS（株式会社津川洋行），B：バスター副木（富士平工業株式会社），C：クイックスプリント（富士平工業株式会社），D：JL手首用副木（富士平工業株式会社），E：サムスプリント（富士平工業株式会社）

　整復可能な安定骨折においては，本固定としても使用することができる。

　骨折の症例に使用することができる外固定は，キャスト包帯（Cast），副子（Splint），包帯（Bandage），装具（Orthotics）に分類される[1]。キャスト包帯は，ドイツ語でギプス（Gips）ともいわれ，古くは石膏による固定が一般的であった。現在では，石膏包帯に変わり，防水性でより軽いガラス繊維製が主流となっている[6]。キャスト包帯は，強度が高いため，一時固定だけでなく，本固定としても使用することができる。筆者は，3M™スコッチキャスト™ プラス-Jキャスティング・テープ（スリーエム ジャパン株式会社）（図1）を好んで用いている。本製品は，ガラス繊維とポリウレタン樹脂からなるキャスティングテープで，水で濡らすことにより数分で硬化する[7]。通常，キャスト包帯を巻く際には，鎮静もしくは全身麻酔が必要となる。

　副子は，骨折の一時固定として比較的簡便に使用することができる。以前は木製のものが多かったため副木と呼ばれていたが，近年ではさまざまな素材の製品があるため副子という用語が用いられている。動物の性格にもよるが，骨折片を一時的に安定化させるだけであれば，鎮静や全身麻酔をしなくても適用することができる。わが国においては，KPS（株式会社津川洋行），バスター副木（富士平工業株式会社），クイックスプリント（富士平工業株式会社），JL手首用副木（富士平工業株式会社），サムスプリント（富士平工業株式会社）などが入手可能である（図2）。KPSやバスター副木といった市販されている一部の副子は，患肢へ体重をかけることが困難な構造となっているため，無目的に長期間使用することは推奨されていない。骨折の一時固定には，トーマス副子も使用することができるが，近年では長期の固定や術後の使用についてはあまり推奨されていない。最近では，熱応答性プラスチックによる副子も臨床現場で使用されるようになってきている。

　骨折片の安定性によっては，一時固定として包帯による固定も行われている。四肢の骨幹部の骨折においては，ソフトパッド包帯やロバートジョーンズ包帯（図3）が適用できるが，本固定として使用するには強度が弱い。そのため，キャスト包帯を外した際や，観血的整復術後に適用されることのほうが多い。骨盤骨折の症例の一時固定として，イーマー吊り包帯（Ehmer sling）やロビンソン吊り包帯（Robinson sling）を使用することができる[1]。しかし，これらも一時的な固定であるという点を頭に入れて適用すべきである。大腿骨遠位成長板骨折の術後に伸展固定を長期間

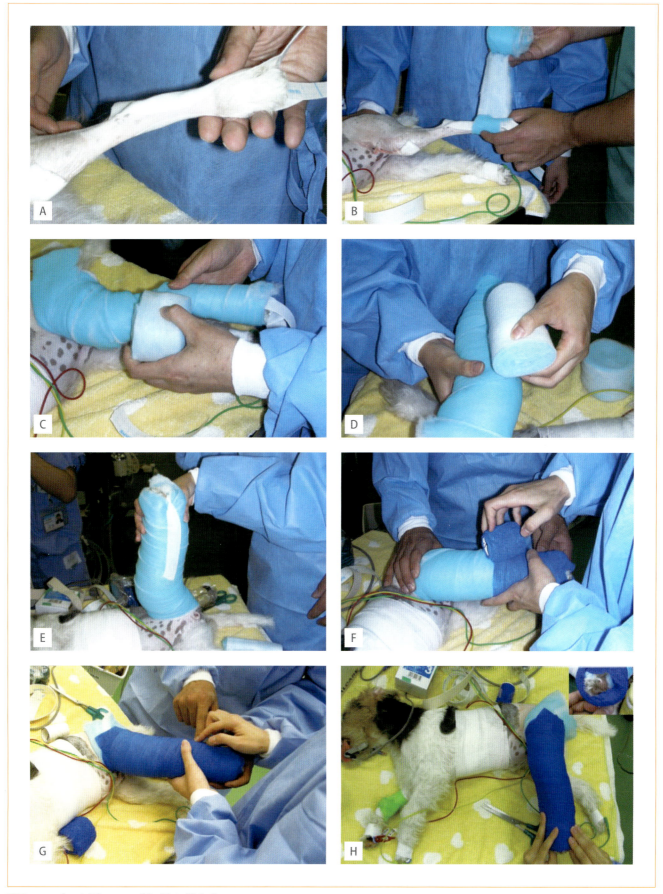

**図3　ロバートジョーンズ包帯の巻き方**
A：最初に，肢端の内側と外側にアブミテープを貼付する。B～D：綿包帯（オルテックス）にしわをつくらないように，50％ずつ重ねながら巻いていく。E：綿包帯を厚く巻いたら，アブミテープを反転させて，綿包帯に貼付する。これにより，包帯がずれるのを防ぐことができる。F，G：綿包帯の上に自着性弾力包帯（ヴェトラップ™）を強く巻いていく。熟れたスイカくらいの硬さになるのが，適した強度である。H：ロバートジョーンズ包帯を巻き終えたところ。

# 第1章　各論から診断,治療へのアプローチ

行うと,大腿四頭筋拘縮が生じることが知られている[6]。そのような合併症を防ぐためには,90-90屈曲包帯（90：90 flexion bandage）が有用である[1]。

このように,骨折の症例に対して行うことができる一時固定にはさまざまな種類がある。外固定を行う際には,それぞれの適応や固定強度を把握しておかないと高率で合併症が生じるため,これらの点について十分に理解しておく必要がある。次いで,骨折の一時固定だけでなく,本固定としても使用することができるキャスト包帯について概説する。

## キャスト包帯

キャスト包帯を巻く際には,骨折部位の近位または遠位の関節を含めて固定することと,その関節を超えて隣接する骨の1/2の長さまで固定することが原則である。そのため,上腕骨および大腿骨の骨幹中央部から近位の骨折は,キャスト包帯による固定の適応外となる。

小動物臨床領域においても種々の成分のキャスティングテープを使用することができるが,筆者は3M™スコッチキャスト™プラス-Jキャスティング・テープ（図1）を好んで使用している。わが国で発生の多い小型犬の橈骨尺骨骨折で用いる場合には,テープ幅が5 cmのもの（図1）が使用しやすい。

キャスト包帯による合併症を減らすためには,その正しい使用方法を熟知しておく必要がある。非観血的整復術を行った後に,キャスト包帯のみで骨癒合を目指す場合には,最低でも50％は骨折端が接していなくてはならない[5]。一般的に,骨折端が50％以上ずれている症例,骨折端が騎乗している症例,粉砕骨折の症例では,観血的整復術が適応となる[6]。このような症例に外固定を長期間使用すると,癒合不全の原因となる。

筆者が,四肢の骨折に対してキャスト包帯を巻く際には,永岡らによって発表されたFenestrated casting法を好んで行っている（図4）。この方法は,キャスト包帯を巻きながら患肢を使用することができ,キャスティングテープによる擦過傷の発生を防ぐように工夫された良法である。ここでは,わが国で発生の多い小型犬の橈骨尺骨骨折においてキャスト包帯を巻く際のポイントについて概説する。

橈骨尺骨骨折をキャスト包帯で適切に固定するためには,近位では肘関節を超えて上腕骨の1/2の部位まで固定し,遠位では肢端に近い部位まで固定することが推奨されている[7]。肘関節を固定していない場合には,骨折片のずれが高率で生じることを覚えておくべきである。また,キャスト包帯を装着するときには,患肢へ負重して骨折部に力学的刺激が加わるように,第3指と第4指の先端を出しておくとよい（図4G）。これにより,浮腫や腫脹のモニターも可能となる。肘頭や手根球の直上の皮膚には擦過傷が生じやすいため,その直上のキャスト包帯の一部を取り除き開窓しておくと,擦過傷の発生を予防することができる（図4H）。

キャスト包帯を適用した際には,ジャンプや走行といった運動を制限することや,乾燥させて清潔にしておくことを飼い主に説明する。屋外での管理や,雨の日の外出は控えるように伝える[7]。また,肢端を確認し,腫脹や異臭の有無も確認してもらう。第3指と第4指の爪が離れるほど腫脹していたり,異臭がしたりするときにはすぐに来院してもらう[6,7]。このように,家庭でのコンプライアンス遵守も,外固定で合併症を生じさせないための鍵となる。

獣医師も同様に,肢端の腫脹,変色,異臭の有無を定期的に確認する。また,キャスト包帯の端で皮膚が傷ついていないかも必ず確認する。一般的に,キャスト包帯は,1～2週間に1回は抜去し,肘頭や骨隆起部などでの擦過傷（図5）の有無を確認してから,X線検査を行って骨癒合の状況を評価する。通常,このようなキャスト包帯の巻き直しには全身麻酔や鎮静が必須であり,血液検査を含めた全身状態の評価も同時に行うことが必要であることを,飼い主に理解してもらわなければならない。

## 外固定による骨折病

外固定による骨折片の不動化は,骨折片の安定化には有利であるが,一方として長期間にわたり固定を継続すると,骨萎縮,関節拘縮,褥創形成などといった,いわゆる「骨折病（Fracture disease）」を引き起こすことが知られている[1,5]。キャスト包帯を6週間以上にわたって適用した場合には,合併症の発生率が高くなることが報告されている[5]。そのような合併症を防ぐためにも,外固定の適応や装着期間に関する正しい知識をもっておく必要がある。

犬の前肢を不動化させると,骨量,皮質骨密度,海綿骨代謝が減少することがわかっている。これらは,若齢犬のほうが高齢犬よりも影響を受けやすく,固定してから6週間までに顕著に減少する[5]。とくに,前肢で外固定を長期間行うと,橈骨や中手骨の骨量が著しく減少する[5]。そのため,若齢犬の橈骨尺骨骨折において,キャスト包帯を適用する際には,無用に長く外固定を行うことは避けるべきである。

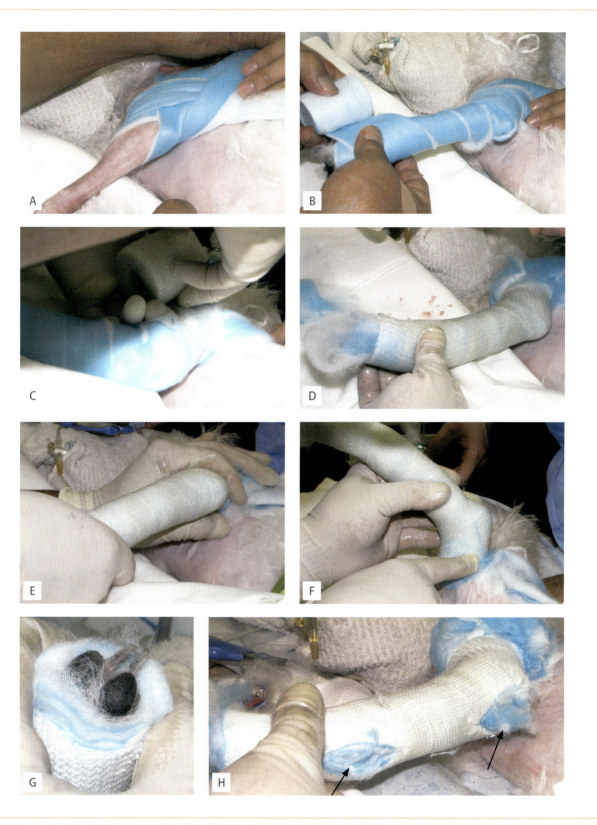

**図4　橈骨尺骨骨折におけるキャスト包帯の巻き方（Fenestrated casting法）**
A：キャスト包帯の端で腋窩の皮膚が損傷しないように，まずは肩関節周囲に綿包帯（オルテックス）を2～3重巻く（竹の子巻き）。B：綿包帯にしわをつくらないように，50%ずつ重ねながら巻いていく。綿包帯を2～3重巻く。C：次いで，キャスティングテープ（3M™スコッチキャスト™ プラス-Jキャスティング・テープ）を巻いていく。まずは，肘関節の近位でやや強めに巻く。これにより，キャスト包帯がずれにくくなる。このときには，3M™スコッチキャスト™は水に濡らさず，そのまま巻いていくのがポイントである。D：キャスト包帯にしわができないように注意しながら，2～3重巻く。E：巻き終えたら，3M™スコッチキャスト™に水をつけながら肘関節が起立位となるようにキャスト包帯を形成していく（モールディング）。F：巻き終えたら，皮膚にキャスト包帯が直接触れていないことを確認する。G：患肢へ負重して骨折部に力学的刺激が加わるように，第3指と第4指の先端を出す。これにより，浮腫や腫脹のモニターを行うことができる。巻き直しをする際に，骨折片が安定してきたら，掌球まで露出し，さらに体重負荷ができるようにする。H：肘頭や手根球の直上の皮膚には擦過傷が生じやすいため，その直上のキャスト包帯の一部を取り除き開窓しておくと，擦過傷の発生を予防することができる（矢印）。

# 第1章 各論から診断,治療へのアプローチ

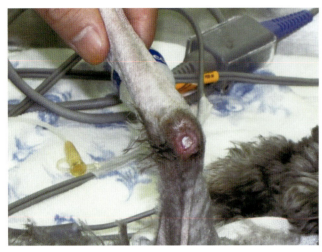

図5 キャスト包帯の使用によって生じた肘頭部の擦過傷

## 脱臼の症例における外固定の目的と種類

　関節が生理的運動範囲を超えて過度の運動を強制されたときに，関節面の接触を失い関節を構成する骨が完全に変位して連続性が欠如することを「脱臼」という。脱臼は，先天性と後天性で生じ，先天性の場合には関節の形状に異常を来していることが多い。一般的に，脱臼の整復は全身麻酔下で行われることが多く，徒手で整復することを非観血的整復という。非観血的整復が成功するか否かは，関節の形状，安定性，脱臼してからの期間などで決まる。通常は，整復後の再脱臼を防ぐ目的で外固定は必須となる。

　犬や猫の脱臼の症例で実施されている外固定法には，ベルポー吊り包帯（Velpeau sling），イーマー吊り包帯（Ehmer sling），スピカ包帯，足かせ包帯（Hobble sling），ソフトパッド包帯，ロバートジョーンズ包帯などがある[1]。これらの包帯法にはそれぞれに適応があるため，外固定を行う際には精通しておく必要がある。このような外固定を行う場合には，骨折の症例で外固定を行う際と同様に，ケージレストなどの運動制限も同時に行うことが重要である。また，定期的に再診を行って，包帯のズレ，包帯による皮膚の損傷，再脱臼の有無を評価する。一般的に，脱臼の症例における外固定の適用期間は2～4週間である。外固定を外した後は，再脱臼の発生に最大限の注意を払いながら着肢訓練を開始して，患肢の使用を促していく。外固定を行っているにもかかわらず早期に再脱臼した場合は，観血的整復術を考慮する。次いで，それぞれの関節の脱臼における外固定の適応と選択方法について概説する。

## 1. 肩関節脱臼における外固定の適応と選択

　肩関節脱臼は，先天性と外傷性により発生するが，最近では犬において先天性肩関節脱臼の診断をする機会が増えてきている。先天性肩関節脱臼は，人気犬種であるトイ・プードル，チワワ，ポメラニアン，シェットランド・シープドッグでの発生が多く，肩甲骨関節窩の低形成を伴う症例が多い[7]。先天性肩関節脱臼の症例では，成長初期から症状を認めることが多い。しかし，その症状は，患肢を時に挙上するなど，症状が軽度なことが多い。肩甲骨関節窩に重度な低形成が認められる症例では，一般的に非観血的整復は成功しない。そのため，このような症例で，ごく軽度の症状しか認められない場合には，経過観察をするのが現実的なのかもしれない。一方で，外傷性肩関節脱臼は，患肢を挙上して着肢することができないなど，顕著な異常を認めることが多い。外傷性肩関節脱臼は，幼若齢でも生じることがあるため，発症時期のみで外傷性脱臼を除外してはならない。交通事故，落下，転落といった外傷歴があり，後述するX線検査を行った際に肩甲骨関節窩の形状に異常が認められないときには，外傷性肩関節脱臼が示唆される。

　肩関節脱臼は，内方への脱臼がもっとも多く，まれに外方への脱臼が生じる[1]。皮膚から肩峰突起と上腕骨大結節を触れて，その位置関係を確認することで，内方脱臼または外方脱臼のいずれかを予想することができる。肩関節脱臼は，X線検査にて確定診断を行うことができる。

　肩関節脱臼が生じてから3日以内で，関節の構造に異常がない場合には，非観血的整復を試みる価値がある[7]。一般的に，肩関節脱臼を非観血的に整復するときには全身麻酔下にて行う。その際には，肩関節を伸展させると容易に整復

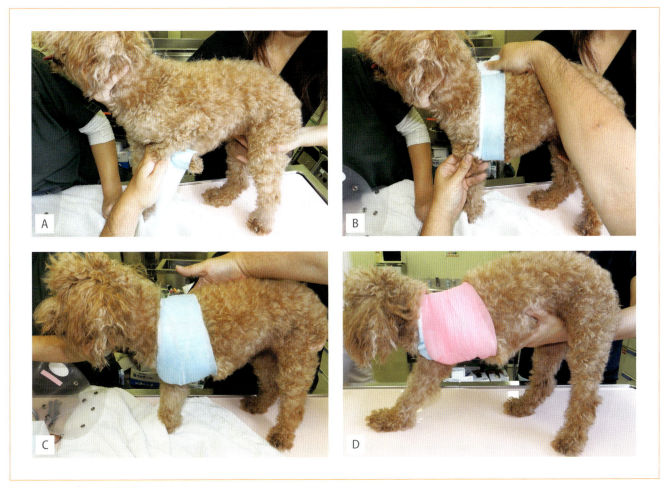

図6　ベルポー吊り包帯の巻き方
A：前肢を屈曲させてから，中手骨の周辺に綿包帯（オルテックス）を巻く。B：前肢を完全に屈曲させた状態で，綿包帯を体幹部に巻いていく。C：体幹部に綿包帯を巻き終えたところ。D：全体を包み込むように自着性弾力包帯（ヴェトラップ™）を巻いて，体幹部に固定する。

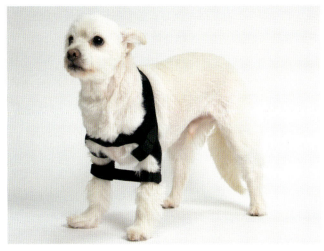

図7　前肢の外転防止用装具
肩関節を外転させた際に亜脱臼が生じたり，不安定がある症例では，外転防止用装具の着用が効果的である。最近では，東洋装具医療器具製作所から既製品が販売されている。

できる傾向がある。脱臼を整復した後には関節の安定性を確認し，安定性が比較的高い場合には続いて外固定を行う。一般的に，内方脱臼の症例では，前肢を屈曲させて体幹に固定するベルポー吊り包帯（図6）を適用する[1]。一方で，外方脱臼の症例には，スピカ包帯やトーマス副子を適用して前肢を伸展固定させたほうがよい成績が得られる。肩関節を外転させた際に亜脱臼が生じたり，不安定があったりする症例では，外転防止用装具の着用が効果的である（図7）[1]。このような外固定は，最低2週間は行い，その後も2〜4週間の運動制限を行うことが推奨されている。外傷性肩関節脱臼を非観血的に整復した際の予後は，比較的よいとされている[7]。

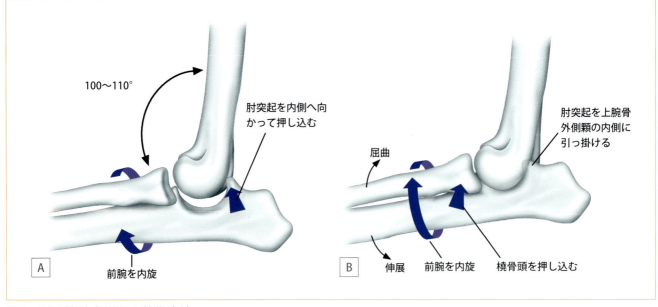

**図8　肘関節外方脱臼の整復方法**
A：まずは，肘関節が100〜110°となるように屈曲する。次いで，前腕を内旋させてから，肘突起を上腕骨外側顆の内側へと押し込む。B：肘関節を少し伸展させて肘突起を上腕骨外側顆の内側に引っ掛けた状態で，橈骨頭を内側へと押し込んでいく。最後に，肘関節をゆっくりと屈曲および伸展させながら，肘突起を支点にして整復をする。

## 2. 肘関節脱臼における外固定の適応と選択

　肘関節脱臼は，先天性と外傷性に発生するが，犬や猫においては外傷性肘関節脱臼の発生のほうが多い。先天性肘関節脱臼は，片側よりも両側での発生が多く，小型犬での発生が多い傾向がある。筆者らの施設では，パグでの症例に遭遇することが多い。先天性肘関節脱臼は，TypeⅠ〜Ⅲに分類される。橈骨頭の外方脱臼のみが認められる型がTypeⅠ，尺骨に外旋変形が生じている型がTypeⅡ，TypeⅠとⅡの混合型がTypeⅢで，後者ほど重症度が高くなる[1]。先天性肘関節脱臼は，非観血的に整復できることはまれで，ほとんどは手術が必要となる。

　外傷性肘関節脱臼は，交通事故や落下などの大きな外傷によって生じ，約90％が外方脱臼である。外傷性肘関節脱臼の症例では，急性の非負重性の跛行を呈し，肘関節を触ると痛がり，伸展を嫌がる傾向がある。肘関節脱臼の有無は，X線検査で容易に確認することができる。

　外傷性肘関節脱臼の多くは非観血的に整復することが可能なため，脱臼してから2〜3日以内で，関節内骨折がない症例では，全身麻酔下で非観血的整復を試みる。肘関節の外方脱臼を整復する際には，まず肘関節が100〜110°となるように屈曲する（**図8A**）[6,7]。次いで，前腕を内旋させてから，肘突起を上腕骨外側顆の内側へと押し込む（**図8A**）[6,7]。さらに，肘関節を少し伸展させて肘突起を上腕骨外側顆の内側に引っ掛けた状態で，橈骨頭を内側へと押し込んでいく（**図8B**）[6,7]。最後に，肘関節をゆっくりと屈曲および伸展させながら，肘突起を支点にして整復をする（**図8B**）[6,7]。外傷性肘関節脱臼の多くは側副靱帯の損傷を伴うため，脱臼を整復した後にはCampbell法にて必ず損傷の有無を確認する。側副靱帯の損傷があり，関節を可動させたときに容易に脱臼する場合には，手術を行ったほうがよい。

　肘関節脱臼を非観血的に整復した後に，関節が安定している場合には，外固定を適用する。肘関節外方脱臼の症例においては，スピカ包帯やロバートジョーンズ包帯などの伸展固定を行う[1,7]。通常，このような外固定は，最低でも2週間は適用する。一般的に，外傷性肘関節脱臼を非観血的に整復できたときの成功率は高い。

## 3. 手根関節脱臼における外固定の適応と選択

　手根関節の脱臼は，ほとんどが外傷によって生じ，完全脱臼よりも亜脱臼のほうが多い。手根関節脱臼は，脱臼が生じている部位により，前腕手根関節（亜）脱臼，手根中央関節（亜）脱臼，手根中手関節（亜）脱臼に分類される。

一般的に，手根関節脱臼は，保存的治療よりも観血的整復術を行ったほうが成績がよい傾向がある。そのため，外固定は手術までの一時管理の目的で行うことが多い。筆者は，キャスト包帯や副子を用いて手根部を固定することが多い。ソフトパッド包帯やロバートジョーンズ包帯は，体重負重に耐えることができず，さらなる損傷や変位が生じてしまうことが多いため避けるようにしている。

前腕手根関節（亜）脱臼では，全関節固定術が適用される。手根中央関節（亜）脱臼や手根中手関節（亜）脱臼の場合には，部分関節固定術が選択されることが多い。一般的に，これらの手術が適切に行われれば予後はよい。

## 4. 股関節脱臼における外固定の適応と選択

股関節脱臼は，犬でもっとも多い外傷性脱臼であり，臨床現場で遭遇する機会も多い。もっとも多い原因は落下や転倒で，次いで交通事故や喧嘩と続く。最近では，老齢による筋力低下が原因で股関節脱臼が発生することもある。このような背景から，外傷性股関節脱臼は，すべての年齢と品種の犬に性差なく発生する。筆者が，わが国における股関節脱臼の疫学的調査を行った際には，トイ・プードル，ポメラニアン，柴犬で発生が多い傾向があった。股関節脱臼は，股関節形成不全などにより寛骨臼と大腿骨頭の合致性が悪い場合にも生じる。そのような疾患が背景にあるか否かは，治療方針の決定にかかわる。一般的に，外傷性股関節脱臼は片側性に生じ，78～90％は頭背側へ脱臼する。人気犬種であるトイ・プードルでは，腹側への脱臼も少なくないので注意して診断を行う必要がある。

股関節が頭背側へ脱臼している症例では，患肢の肢端が体の下方に位置し，膝関節を外旋させた特徴的な姿勢を呈する。股関節が脱臼しているか否かは，三角試験および母指試験といった触診や，X線検査で簡単に確認をすることができる。

股関節脱臼が生じてから5日以内で，関節内骨折や形成不全がなく，変形性の変化がない場合には，非観血的整復の適応となる。このように，外傷性股関節脱臼の非観血的整復はなるべく早く行うことが推奨されているが，筆者らの調査では，脱臼当日と翌日以降では成績に差がなかった。そのため，早期に整復することができても，股関節脱臼は適切な管理を行わないと再脱臼が高率で生じる。股関節脱臼を非観血的に整復する際には，全身麻酔が必須となる。股関節の頭背側脱臼を整復する際には，患肢が上となるように横臥位で保定する。まずは，膝関節が天井を向くように，後肢を90度外旋させる。次いで，後肢を遠位方向へと力強く牽引する。最後に，後肢を内旋させながら，大転子の上から圧力をかけて大腿骨頭を寛骨臼内へ押し込む。股関節を整復した後に安定性を確認し，容易に脱臼しないことを確認したら外固定を行う。

頭背側脱臼の症例では，後肢を外旋および伸展させると再脱臼しやすい傾向がある。そのため，外固定を行う際には，後肢を内旋および屈曲位で保持できるイーマー吊り包帯（図9）が適用となる。イーマー吊り包帯は，別名「8の字包帯」とも呼ばれ，かなり複雑な巻き方をするため（図9），実際に巻く前に手順を十分に把握しておく必要がある。筆者は，イーマー吊り包帯に使用するテープとして，粘着性弾力テープ（エラテックス®テープ）を好んで用いている（図9A）。粘着性弾力テープは，外すのが困難であったり，皮膚がテープ負けしたりすることが多いため，その使用に関して否定的な意見もある。しかし，テープによる皮膚損傷に注意して管理を行えば，包帯が外れにくいという利点のほうが上回る。頭背側脱臼を非観血的に整復し，イーマー吊り包帯による外固定を併用した際の成功率は約50％といわれている。とくに筆者らの調査では，柴犬とポメラニアンで再脱臼率が高い傾向があったので，これらの犬種で保存的治療を行う際には最大限の注意を払う必要がある。

## 第1章 各論から診断,治療へのアプローチ

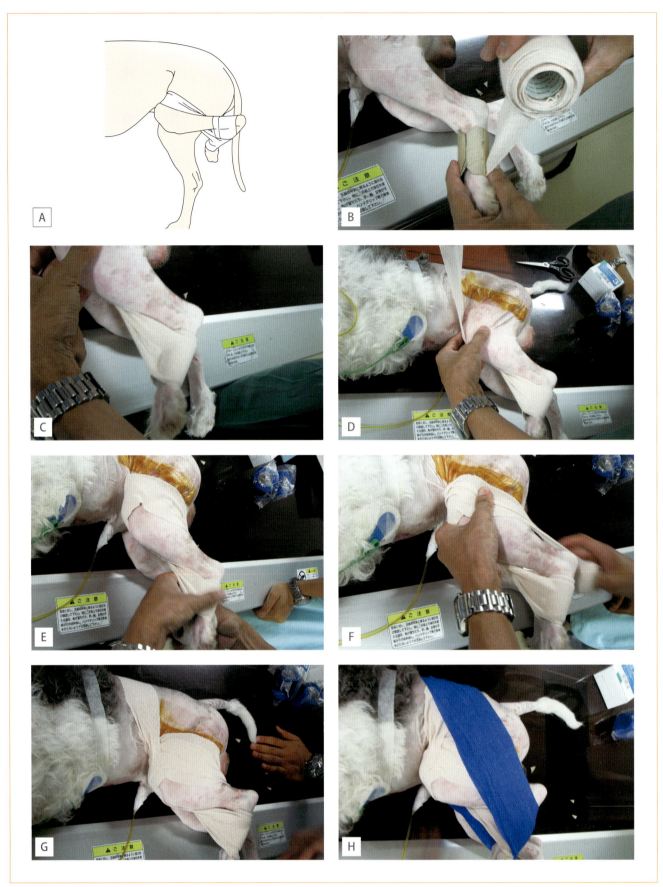

**図9 イーマー吊り包帯の巻き方**
A：イーマー吊り包帯のコンセプト。後肢を内旋および屈曲させるようにして固定するのがポイントである。B：筆者は粘着性弾力テープ（エラテックス®テープ）を好んで用いている。まずは，中足骨の周辺を，内側から外側に向かって2重にテープを巻く。その際に，皮膚が傷つかないようにテープの芯などを用いて保護してもよい。C：膝関節の内側に向かってテープを巻いていく。D：膝関節を包み込むように，外側に向かってテープを巻いていく。E：足根部の内側に向かって，テープを巻いていく。F：同じようにテープを2〜3重巻く。G：テープを巻き終えたところ。H：最後に自着性弾力包帯（ヴェトラップ™）を巻いて完成させる。

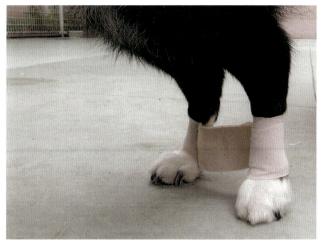

**図10 足かせ包帯（Hobble sling）**
股関節腹側脱臼の症例では、後肢の外転を防止するために、足かせ包帯（Hobble sling）が有用である。

　股関節脱臼の場合、脱臼の方向により整復後の外固定の方法が異なるため注意が必要である。腹側脱臼は、後肢を外転させた際に再脱臼が生じるため、外転を防止するために足かせ包帯（**図10**）が有用である。腹側脱臼に対してイーマー吊り包帯を行うと、高率で再脱臼が生じるので、この使い分けについては必ず頭に入れておくべきである。一般的に、これらの外固定は2〜3週間は適用する。再脱臼が生じた場合には、観血的整復術を考慮すべきである。

## 5. 足根関節脱臼における外固定の適応と選択

　足根関節の脱臼は、交通事故や自転車の巻き込みなど大きな外傷によって生じることが多い。足根関節脱臼は、足根脛関節（亜）脱臼、足根間関節（亜）脱臼、足根中足関節（亜）脱臼に分類される。足根関節領域の（亜）脱臼の治療として、サポーターなどを用いた外固定による安定化も行われているが、手術による固定術のほうがよい成績が得られる。そのため、手根関節脱臼の際と同様に、外固定は手術までの一時的な管理の目的で行うことが多く、キャスト包帯や副子を用いて固定を行う。しかし、足根脛関節（亜）脱臼は、側副靱帯の損傷や大きな擦過創を伴うことが多い。擦過創を含め軟部組織の損傷がある場合には、外固定を適用することは望ましくない。このような開放創がある場合には、開放性骨折の項で述べたような消毒および洗浄を行い、創外固定による固定を行って創傷の管理を行う。

## おわりに

　本稿では、骨折や脱臼の症例における一次管理の方法について概説した。骨折や脱臼の症例が来院した際には、外傷の処置、疼痛管理、外固定を適切に行う必要がある。これは、整形外科の得意・不得意に関係なく、いずれの施設においても実施しなくてはならないことである。とくに、外固定は、骨折や脱臼のタイプ、位置によって適用する期間や方法が異なり、誤った固定を行うと再骨折や再脱臼を引き起こす。また、一次管理が適切に行われていないと、外科適応例であっても手術が行えない状況になってしまうこともある。このように、これらの知識を有しているか否かで、その後の治療成績が大きく左右する。本稿が、明日からの診療の一助となったら幸いである。

### 参考文献

1. Tobias, K.M., Johnston, S.A. (2012): Veterinary Surgery Small Animal. Vol.1. Elsevier Saunders, Missouri.
2. Barry, S. (2010): Non-steroidal anti-inflammatory drugs inhibit bone healing: A review. *Vet. Comp. Orthop. Traumatol.* 23(6): 385-392.
3. Ochi, H., Hara, Y., Asou, Y., et al. (2011): Effects of long-term administration of carprofen on healing of a tibial osteotomy in dogs. *Am. J. Vet. Res.* 72(5): 634-641.
4. Cottrell, J., O'Connor, J.P. (2010): Effect of Non-Steroidal Anti-Inflammatory Drugs on Bone Healing. *Pharmaceuticals*, 3(5): 1668-1693.
5. Millis, D.L., Levine, D., Taylor, R.A. (2014): Canine rehabilitation and physical therapy. 2nded., Elsevier, Philadelphia.
6. Fossum, T.W. (2007): Small Animal Surgery. 3rd ed., Mosby Elsevier, Philadelphia.
7. Piermattei, D.L., Flo, G.L., DeCamp, C.E. (2006): Small Animal Orthopedics and Fracture Repair. 4th ed., Saunders, St. Louis.

第1章　各論から診断,治療へのアプローチ

## 4 股関節関節症と股関節形成不全

中島 尚志 (HJS代表)

### はじめに

関節症は関節軟骨の変性と骨棘形成を主徴とする関節の非腫瘍性,非炎症性疾患と考えられ,臨床で遭遇する大部分の運動器疾患に関わっている。進行性疾患であることから,予防や進行制御を目的とした整形内科では,より早期の病態とその進行を理解しておくことが重要だが,現状での診断はX線と臨床像が主体となっており,軟骨と関節包の変性を主にするこの疾患を早期に把握することは難しい。したがって,この疾患にたいしてはその病理発生過程を推測しうるだけの知識が重要であり,それらを基に的確に対応していく必要がある。

### 関節症とその病態

プライマリーの診療でもっともよく遭遇する疾患の一つに関節症があり,とくに股関節関節症はきわめて罹患率が高いcommon diseaseである。関節症は,ほぼすべての動物が罹患しうるわずかな慢性炎症所見を伴う関節の退行性変化である[10]。多くは老齢性の変化として発症するが,獣医学領域では基本的に犬において先天素因に続発する二次性関節症として理解されている。近年では従来,罹患率が低いと考えられていた猫においても,多くの固体が罹患していることが報告され,注目されつつある[2,14]。

関節症は,生体のほぼすべての関節において起こりうるが,股関節,膝関節,肩関節,肘関節などの大関節の関節症はより重篤な病態といえる。比較的明確な跛行を生じやすい前肢の肩関節や肘関節の関節症,あるいは末期像が十字靱帯断裂になりやすい膝関節症に比較して股関節関節症は発見されにくく,プライマリー獣医師の能力しだいで早期対応ができるか,生涯発見されずに低下したQOLで過ごすかが決定される。したがって,股関節関節症を理解して適切な介入をしていくことは,多くの臨床獣医師にとって重要な基本技能の一つといえる。

### 1. 関節症の病態

関節症の病態は,一般的に軟骨の摩耗や骨棘形成などと理解されているが,これらは末期の所見であり,慢性進行性疾患である関節症の病態は,より早期の病態を含めてその病理発生と進行を考慮しつつ対応する必要がある。

関節症は,機能解剖学的な構造とそこに侵入する負荷とのアンバランスで生じると考えられている。すなわち,正常な関節に異常な負荷が加わったものと,正常負荷が異常な関節に加わった場合とに分類することができる。また一般的には原疾患がない,あるいは不明の一次性と先行する原疾患に続発する二次性に分類される。

正常な関節は,骨同士を可動性あるいは非可動性に連結する。可動関節は滑膜関節とされ,硝子軟骨で覆われた骨端を関節包が包む構造になる。関節包の内面は,血管と神経に富んだ疎性結合式である滑膜で覆われ,そこに滑膜細胞が配置される。関節包の外面は,密性線維組織である線維層で覆われる。関節内には滑膜から分泌された,潤滑剤としてのヒアルロン酸を含んだ関節液が存在し,軟骨の摩耗を防ぐとともに関節軟骨に栄養を補給している[7]。

関節症の発生において,軟骨で観察されるもっとも初期の変化はfibrillationである[6]。肉眼的には軟骨表面のつやの消失,組織学的には軟骨表面の毛羽立ちとして認められる。進行に伴ってcleftと呼ばれる裂が軟骨表面に発生してくる。軟骨の破壊にともなって,より再生能の高い線維軟骨による充填,被覆による修復像も観察される(図1)[3]。これらの経時的に進行する病変は,組織像はもとより肉眼像でも明確であるが,X線検査やCTでは描出できない(図2,3)。

実際の臨床でのX線検査では骨間隙を読み取ることで軟骨の摩耗や増殖を推測し,もっとも初期の病変である軟骨変性を発見することが重要である。これらの変性に起因して関節機能の減退がおこり,さらなる変性と機能低下のサイクルを形成していく。

軟骨の変性に伴ってdetritus:細片化した軟骨が関節液中に放出され,滑膜がこれらを取り込むことによって滑膜

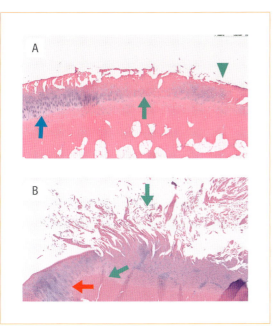

**図1　犬の関節症の軟骨（写真提供：平田雅彦先生／アイデックスラボラトリーズ株式会社）**
A：軟骨にみられるもっとも初期の病変。関節表面の軟骨が変性し、好酸化（緑矢印）している。表面のびらん（緑矢頭）や病変の周囲では軟骨の造成がみられる（青矢印）。
B：関節の表面を覆う軟骨が変性し、細線維化している（緑矢印）。活発な修復像（赤矢印）と同時に軟骨下骨の初期の骨棘形成が観察される。

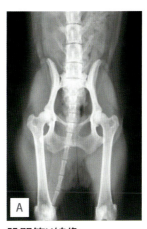
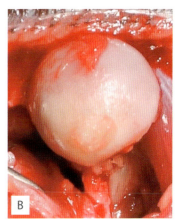

**股関節X線像**
X線上ではわずかな緩みなど軽微な変化のみが観察される。

**大腿骨頭関節面肉眼像**
負荷の高い背側にはcrestが観察され、肉芽腫が形成されている。また、表面のつやが失われていることから硝子様軟骨の変性が推測される。

**図2　関節症に罹患した犬の所見**

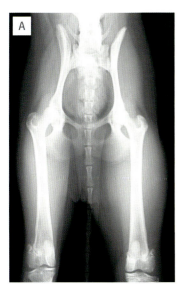
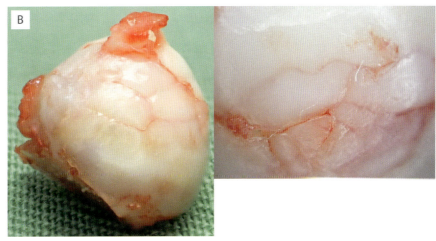

**X線像**
X線上ではわずかな骨棘の発生や透過性の亢進などのわずかな変化が観察される。

**大腿骨頭関節面肉眼像とその拡大像**
骨頭には軟骨の造成やcrest、また、肉芽腫形成や再生によるその補修像が観察される。

**図3　レッグペルテス病に起因する二次性関節症の所見**

※写真提供：奈良動物二次診療クリニック、米地謙介先生。

第1章 各論から診断,治療へのアプローチ

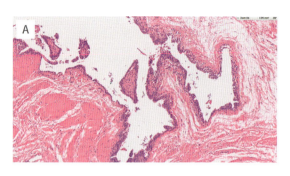
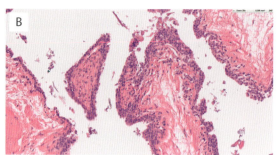

図4 関節症の犬の滑膜(写真提供:平田雅彦先生/アイデックスラボラトリーズ株式会社)
A:関節を覆う滑膜が増生し,絨毛状に内腔に突出している。
B:滑膜の重層化。結合組織への炎症性細胞の浸潤。

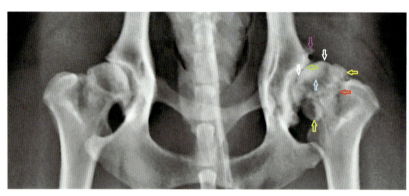

図5 犬の末期股関節症のX線像
marginal osteophyte(白矢印),central osteophyte(黄矢印:下の黄色矢印はcentral osteophyteから形成された joint mouse),periosteal and synovial osteophyte(赤 矢印),capsular osteophyte(紫矢印)および軟骨下骨の硬化(水色矢印)や関節軟骨の消失(黄緑矢印),尾側弯曲性骨棘(赤矢印)caudolateral curvilinear osteophyte:CCO*などが観察される。
※CCO 大腿骨頸部の頸部外側表面における明確な線状高密度帯で,この部位での骨棘発生を示す。

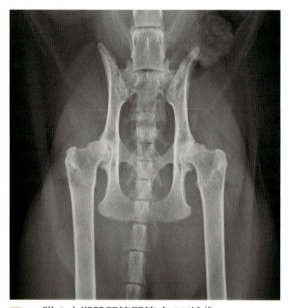

図6 猫の末期股関節関節症のX線像
犬ほど明確ではなく見過ごされやすいが,この症例ではすべてのタイプの骨棘が観察される。

炎が発生すると考えられている。滑膜炎は高度炎症に移行することは少なく,多くは軽度の滑膜造成,血管新生と拡張,リンパ球や形質細胞浸潤を伴う非特異的な慢性炎症像を示す(図4)[4]。より大きなdetritusはときにjoint mouse:関節内遊離体となる。

軟骨が完全に破壊,消失すると軟骨下骨が露出する。こ

の部位では象牙化とよばれる骨組織の緻密化が発現するとともに,明確な骨棘が現れてくる。医学領域では,骨棘は marginal osteophyte,central osteophyte,periosteal and synovial osteophyte,capsular osteophyteに分類される(図5,6)。

marginal osteophyteは,骨頭辺縁部などの加重部辺縁に発生する骨棘である。骨髄を有する骨から形成され,表面を線維軟骨が覆う。

central osteophyteは,既存の軟骨の外側に突出した軟骨が形成されたものである。

periosteal and synovial osteophyteは,滑膜部の膜性骨化による骨形成で,大腿骨頸部に生ずる皮質骨の肥厚として認識される。

capsular osteophyteは,関節包や靭帯に沿って形成されるもっとも一般的に観察される骨棘である[8]。

獣医学整形領域では,これらの骨棘の分類は十分でなく,capsular osteophyteのみが骨棘として認識されることが多いが,他の骨棘も含めて変形性関節症の典型的な病変として病態把握の要素とすべきと考えられる。

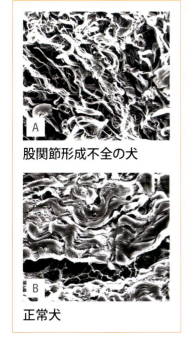

図7 股関節形成不全の犬と正常犬の股関節関節包コラーゲンの走査電子顕微鏡像

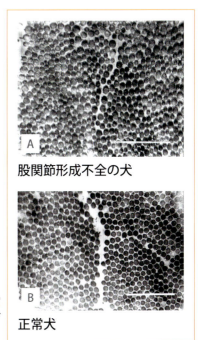

図8 股関節形成不全の犬と正常犬の股関節関節包コラーゲンの透過電子顕微鏡像

いずれも股関節形成不全犬のコラーゲンは，細網線様の変化と不均一な太さのコラーゲン配列が観察される

今日の医学領域では，関節疾患に対して積極的にMRIイメージングや超音波検査が行われる傾向になってきており，関節軟骨や関節包などのX線透過性の関節構成因子の評価が可能になってきているが，今日でも関節評価のゴールデンスタンダードはX線検査である。

獣医学領域でも関節疾患にたいして行われる検査の基本はX線検査であり，透過性病変があることに留意しつつ，組織学的な状況を推測しながらX線を読影することによって，関節症の適切な病態把握が可能になる。

## 2. 病態からみた関節症の徴候

犬の股関節関節症の症状には，跛行，バニーホップのような歩様の変化，活動量の減少や硬直傾向，前肢への体重シフト，後肢の筋肉量の減少などがあり，さらに関節の他動に対して攻撃や不快感を表すなどの徴候があげられる[9]。

また，猫の関節症では特有の症状を呈することは少なく，ジャンプを嫌うなどの行動の変化がおもな徴候のことが多い[2,14]。これらの徴候は，おもに軟組織障害により発生する関節可動域の減少や疼痛に起因することから，その病態を把握しつつ診断と介入につなげることが重要である。

関節症の症状や徴候の大部分で，その本態は関節可動域制限といえる。関節可動域制限はどの関節構成因子の異常でもおこりうるが，おもに軟組織由来で発生し，随意運動で発生する自動関節可動域制限と，他からの力でも可動域制限がおきる他動関節可動域制限がある。

関節周囲の皮膚や骨格筋，腱，靭帯，関節包などの関節周囲軟部組織の器質的変化に由来した関節可動域制限を拘縮と呼ぶ。自動的関節可動域制限は，おもに痛みや違和感などの異常な知覚を感知したことによる意識下あるいは無意識下の運動制限であり，他動関節可動域制限は拘縮による運動制限である。この両者が関節症の徴候の本態と言える。股関節関節症の可動制限は関節包の線維性の肥厚と疼痛がおもな原因と考えられる。

## 股関節形成不全

関節症を呈する代表的な疾患として，股関節の弛緩と関節症を主徴とする股関節形成不全があげられる。股関節形成不全は多因子疾患と考えられており，遺伝，過剰な栄養摂取による急速な体重増加および成長，大型犬であること，さらに近年ではさまざまな環境要因などが発症-加速因子としてあげられている[11]。この疾患の本態は骨疾患ではなく，股関節の弛緩による不安定性から寛骨臼の成長帯が障害されることに起因すると考えられ，ボール＆ソケット関節の大腿骨頭（ボール）の連続的な異常な動きが寛骨臼（ソケット）を変形させるという事象にたとえられる。一部の犬では人のエーラスダンロス症候群に類似した関節包のコラーゲン形成異常が観察される（図7, 8）。

# 第1章 各論から診断,治療へのアプローチ

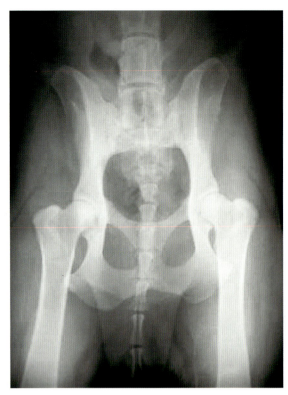

**図9　正常な股関節のX線像**
正常な場合,寛骨臼が骨頭の1/2以上を被覆している,寛骨臼頭側1/3部分に骨頭間と1 mmの間隙がある,寛骨臼前縁の硬化がない,約135度の骨頚角,エッジ状の寛骨臼前縁,骨棘がないといった所見になる。

　寛骨臼の形成不全は,慢性進行性の関節症となって軟骨の変性,関節周囲の瘢痕組織の形成および骨棘の形成,ときに股関節脱臼へと進行する。進行に伴って成長期～成長期末期に疼痛が発生するが,一般的に成長に伴って消失し,また加齢に伴って発現してくるという特徴がある。一部の犬では明確に疼痛の発現が観察されないこともある[9]。加齢に伴って股関節の伸展角は年に1度低下し,骨棘は3年に1mm増大すると報告されている[5]。

## 股関節関節症と股関節形成不全の診断および介入

### 1. 診断

　股関節形成不全を含めた股関節関節症は進行性疾患であり,無症状期の発見が望ましいことから,より早期の診断,すなわちプライマリー病院での発見が重要である。診療においては固体の種類や年齢,来院理由にかかわらず積極的に機会をもうけて股関節の検査をしていく。来院した動物の歩様を観察するとともに,プロフィールからリスク因子を考慮して対応する。診断には徹底した身体検査とX線検査が必要となる。

　身体検査では立位,座位,歩行や走行の視診と触診による大腿四頭筋量のチェックを行い,また,他動による関節可動域の確認も併せて行う。猫では日常生活におけるジャンプの頻度なども確認する。

　犬の股関節関節症の多くは二次性であることから,原疾患の鑑別は必須である。原疾患には股関節形成不全をはじめ,椎間板ヘルニアなどの慢性神経障害やレッグペルテス,片側性の膝疾患などさまざまな疾患がある。

　股関節形成不全では同時に他の関節にも問題が生じていることが多く,肘関節異形成の罹患と相関していることや[1],二次病院への紹介症例の32%で部分断裂を含む十字靭帯断裂が確認されたことが報告されていることから,他の関節にも精査が必要である[13]。診断は一般的に身体検査とX線で行われる。

　プライマリーのスクリーニングX線検査は,OFAポジションによる撮影が原則である。両大腿および大腿とフィルムが平行な条件下で,第6腰椎から膝下までを撮影する。いくつかの事項を確認することで大部分の症例で異常を発見できる(図9)。

　猫では関節軟骨の消失に伴う関節間隙の減少とわずかな骨棘形成がサインとなるが,その変化は90%の関節症罹患固体で観察されるとされ,診断は容易である。

　プライマリー診療では終生にわたるコントロールが要求される。適切な介入をしていくために診断後も定期的なモニタリングを実施して,疾患の進行をチェックする。

## 2. 介入

　股関節関節症への外科オプションとして，ときに股関節形成不全にはJuvenile Pubic Symphysiodesis（JPS）やDouble or Triple Pelvic Osteotomy（DPO/TPO）が実施され，末期のコントロール不能な股関節症にはTotal Hip Replacement（THR）やFemoral Head Ostectomy（FHO）などが行われる。その複雑な病因から，股関節形成不全や関節症への最適な治療はまだ確立されていないが，プライマリー病院におけるいくつかの介入によって多くの症例でこれらの手術を回避できる可能性がある。

　一般的な内科的アプローチとして，非ステロイド性抗炎症薬や鎮痛薬の併用療法がある。また，ときにn3-脂肪酸サプリメントの利用が推奨される。

　また，もっとも重要な項目の一つが体重のコントロールである。25%のカロリー制限食は股関節関節症の進行を防止あるいは抑制することが報告されている[15]。

　もう一つの重要な項目が運動のコントロールである。ランニングやジャンプなどの影響の大きいアクティビティを制限しつつ，低インパクトの運動を十分に行うことで関節周囲の筋肉を構築し，拘縮を予防，改善することができる。同様の理由で予防的理学療法もおそらく有効と考えられる。

　股関節関節症は進行性疾患であり，経時的に悪化していくが，早期発見と適切な介入によってその進行を遅らせ，より長期にわたって動物を快適に過ごさせることが可能になる。早期に発見することも終生にわたって適切な介入を続けることもプライマリー病院の使命であり，common diseaseであるこの疾患を十分に理解して診療にあたることが重要である。

## おわりに

　臨床で遭遇の機会が多い股関節関節症とその代表的原疾患である股関節形成不全について概説したが，これらの疾患は多発性関節疾患の表現系の一つともいえる。

　また，関節症は多くの関節疾患の末期病態でもあり，この疾患に遭遇したなら，その起源を鑑別していくとともに他の関節や全身状態にも精査を加えるべきである。本稿が日々の臨床でより多くの罹患動物の発見につながり，さらにその救済につながれば幸いである。

## 参考文献

1. Cachon T., Genevois J.P., Remy D, et al Risk of simultaneous phenotypic expression of hip and elbow dysplasia in dogs:A study of 1,411 radiographic examinations sent for official scoring. Vet Comp Orthop Traumatol. 23(1) 28-30. 2010
2. Clarke S.P., Bennett D. Feline osteoarthritis: a prospective study of 28 cases. J Small Anim Pract. 47(8) 439-445. 2006
3. Cucchiarini M., de Girolamo L., Filardo G. Basic science of osteoarthritis. J Exp Orthop. 3(1) 22. 2016
4. Ghosh P, Smith M. The role of cartilage-derived antigens, pro-coagulant activity and fibrinolysis in the pathogenesis of osteoarthritis. Medical Hypotheses 41(2) 190-194. 1993
5. Greene L.M., Marcellin-Little D.J., Lascelles B.D. Associations among exercise duration, lameness severity, and hip joint range of motion in Labrador Retrievers with hip dysplasia. J Am Vet Med Assoc. 242(11) 1528-1533. 2013
6. Greisen HA, Summers BA, Lust G, Ultrastructure of the articular cartilage and synovium in the early stages of degenerative joint disease in canine hip joints. Am.J. Vet.Res. 43(11) 1963-1971.1982
7. Johnston S.A. Osteoarthritis: Joint Anatomy, Physiology, and Pathobiology. Vet.Clin.Nor. Am. Small Animal Practice. 27(4) 699-723.1997,
8. Junker S., Krumbholz G., Frommer K.W. et al. Differentiation of osteophyte types in osteoarthritis-proposal of a histological classification. Joint Bone Spine 83(1) 63-67. 2016
9. Kyriazis A., Prassinos N.N Canine hip dysplasia. Part I: Aetiopathogenesis & diagnostic approach. Hellenic Journal of Companion Animal Medicine 5(1) 36-47. 2016
10. Loeser RF, Goldring SR, Scanzello CR, et al. Osteoarthritis : a disease of the joint as an organ. Arthritis Rheum 64(6) 1697-1707.2012
11. Lust G. An overview of the pathogenesis of canine hip dysplasia. J Am Vet Med Assoc. 210 1443-1445. 1997
12. 沖田実. 関節可動域制限：病態の理解と治療の考え方, 三輪書店, 2013
13. Powers M.Y., Martinez S.A., Lincoln J.D.,et al Prevalence of Cranial Cruciate Ligament Rupture in a Population of Dogs with Lameness Previously Attributed to Hip Dysplasia: 369 Cases (1994-2003) J Am Vet Med Assoc. 227(7) 1109-1111. 2005
14. Slingerland L.I., Hazewinkel H.A.W., Meij,B.P. et al. Cross-sectional study of the prevalence and clinical features of osteoarthritis in 100 cats. Vet J. 187(3) 304-309. 2011
15. Smith G.K., Paster E.R., Powers M.Y. et al Lifelong diet restriction and radiographic evidence of osteoarthritis of the hip joint in dogs. J Am Vet Med Assoc. 229(5) 690-693. 2006

# 5 運動器症状を呈する腫瘍性疾患

市川 美佳（日本動物高度医療センター川崎本院 腫瘍科）

## はじめに

運動器とは，骨・関節・筋肉・神経で構成され，動物が自分の体を自由に動かすための器官である（図1）。また，運動は脳から脊髄を伝って指令が筋肉に伝達され，筋肉が収縮して骨や関節を動かしているため，どれか一つに問題があっても運動器症状を呈するおそれがある。したがって，運動器疾患を呈する腫瘍性疾患は，肢端，骨・関節・筋肉に発生する腫瘍はもちろん，末梢神経や脊髄・最終的には脳に発生する腫瘍まで多岐にわたる。ここでは，発生が多い，もしくは見落としやすい腫瘍を中心に記載する。

## 肢端の腫瘍

### 犬の肢端の腫瘍

犬の肢端の腫瘍のうち，跛行を認める例は42%と高率であるものの，運動器症状の主因が肢端の腫脹であることが最も多いため（73%），腫瘍の発見が遅くなる[1]。また初期の病変は爪の外傷などと類似し，区別がつかないことも多い（図2）。多く（約77%）は悪性腫瘍で，扁平上皮癌（36.3～51.6%），悪性黒色腫（15.6～23.8%）の順に多く，ほかに軟部組織肉腫，肥満細胞腫，骨肉腫，形質細胞腫，爪下棘細胞腫（良性）などが発生する。発生部位は後肢（41%）より前肢（59%）が多い傾向にあるが，体重がかからない第1指（狼爪）は少ない傾向にある。負重刺激による慢性炎症が原因として推測され，レトリーバーをはじめとした比較的大型の動物での発生がやや多く報告されている。さらに7.9%で複数の指（趾）での発生が報告されている[2]。発生年齢の中央値は10歳齢で，性差はない。

**扁平上皮癌**は肉眼的には皮膚の潰瘍を認める傾向があり，かつX線検査で骨溶解を認めることが多い（80.7%）（図3）。初診時に転移を認める例は少なく（8.8%），最終的な転移も悪性腫瘍としては少ない印象である（23.2%）。1年生存率は50～83%，2年生存率は18～62%とされているが，初診時に転移がなく，断指（趾）術などにより完全切除されていれば根治も期待できる。ただし，同時多発例では扁平上皮癌が多く認められるため，他部位での発生には注意を要する。

**悪性黒色腫**は，肉眼上の潰瘍病変を認めることはあるものの，扁平上皮癌と比較しその頻度は少ない傾向にあり，黒色を呈さないものもある。X線検査で確認される骨浸潤は

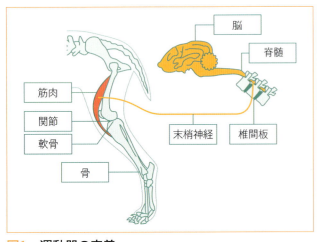

図1　運動器の定義

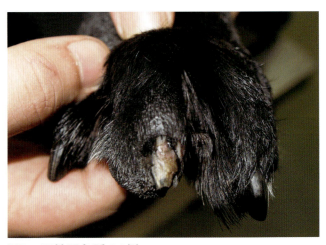

図2　悪性黒色腫の1例
病変は爪の外傷に類似している。

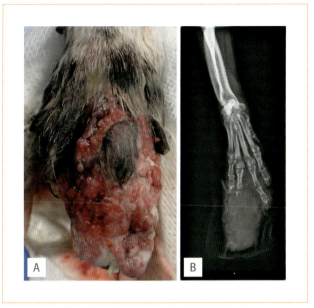

図3　左側第4指の扁平上皮癌
A：肉眼写真　B：X線画像。潰瘍を伴い，末節骨の骨溶解を認める。

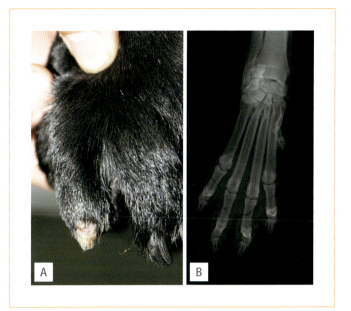

図4　悪性黒色腫の1例
A：肉眼写真　B：X線画像。明らかな骨溶解を認めない。

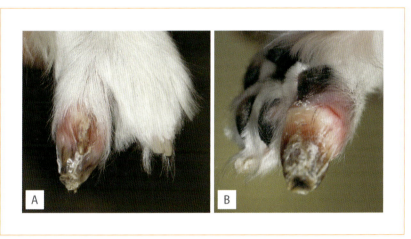

図5　爪棘細胞腫の特徴的な外観
A：背側面　B：掌側面。

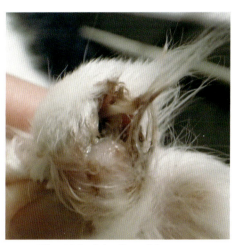

図6　猫の肺指症候群の1例
この症例の場合は線維肉腫（注射部位関連性肉腫の疑い）切除後に肺転移が発生し，その後に爪病変が発生した。病理組織検査で線維肉腫の転移が示唆された。病変は肉眼上爪の感染性疾患に類似していた。

21％と少ない（図4）。また，扁平上皮癌と比較し初診時に転移を認める確率がやや高く（28％），最終的には38.5％で転移を認める。生存期間は扁平上皮癌と類似し，1年生存率は42〜57％，2年生存率は13〜36％とされている。

爪良性腫瘍のうち，**爪棘細胞腫**は特徴的な外観を示す。骨溶解も認め，一見悪性腫瘍のようにみえるが良性腫瘍であり，通常は断指により根治する（図5）。

## 猫の肢端の腫瘍

猫の肢端の腫瘍は犬と違い，**肺腫瘍の転移**（肺指症候群）が多く（図6），2000年の報告では87.5％[3]，**扁平上皮癌**が12.5％とされている。2007年の85例の報告[4]によれば炎症病変がもっとも多く（26.3％），扁平上皮癌が23.8％，**線維肉腫**が22.2％であるが，肺腫瘍の転移が示唆される腺癌も20.6％と多い傾向にある。そのほかには**骨肉腫**，**肥満細胞腫**，**血管肉腫**などが発生する。また，肢端の腫瘍性疾患は悪性腫瘍がほとんど（95.2％）であった。発生部位は犬と同様に後肢（33.9％）より前肢（66.1％）が多く，これは炎症病変も腫瘍病変も同様の傾向にあった。さらに，16.5％で複数の指（趾）での発生が報告されている。発生年齢の平均値は扁平上皮癌で9.8歳齢，肺指症候群で13.5歳齢，腺癌（肺指症候群を示唆）で11.1歳齢であり，性差はない。また，扁平上皮癌は犬と

# 第1章 各論から診断, 治療へのアプローチ

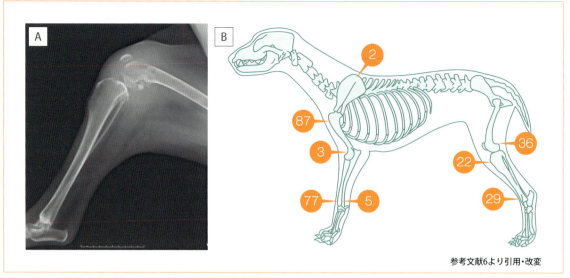

**図7　典型的な好発部位に発生した骨肉腫の1例**
A：X線画像　B：骨肉腫の好発部位
前肢では上腕骨近位・前腕骨遠位に好発し, 後肢では大腿骨遠位・脛骨近位に好発する. イラスト内の数字は270頭の患者における部位別発生頭数.

違い生存期間中央値は73日または207日程度と短く, 肺指症候群の生存期間中央値は約34日と短い.

## 骨に発生する腫瘍

### 犬の骨に発生する腫瘍

**骨肉腫**は, 骨腫瘍の85％を占める. そのほかに**軟骨肉腫**（5〜10％）, **血管肉腫**（5％以下）, **線維肉腫**（5％以下）と続き, 頭蓋骨に多く発生するまれな腫瘍である多分葉状骨腫瘍も挙げられる. また, 多発性骨髄腫のような内科治療が適応になる腫瘍も, ときに整形疾患と誤診されることがあるため注意が必要である. さらに発生頻度は少ないものの良性腫瘍も存在し, 骨腫, 外骨腫, 骨嚢胞などがある.

### 犬の骨肉腫

犬の四肢の骨肉腫は, 大型犬に多く発生する. 犬の骨肉腫発生例のうち, 体重40 kg以上の大型犬での発生率は29％で, このうち体軸骨格（頭蓋・脊柱・肋骨など四肢以外の骨）に発生するものは5％である. これに対し, 体重15 kg以下の犬での発生率は5％で, このうち体軸骨格に発生するものが半数以上（59％）であることから, 体重や体格が骨肉腫発生の危険因子であるといえる.

また, 発生年齢は約1歳齢と7歳齢の二峰性であり, 若齢だからといって骨肉腫を除外することはできない. 好発部位は, 前肢では上腕骨近位と橈骨遠位での発生が多く, 後肢では大腿骨遠位と脛骨近位が多いため, 「肘から遠く, 膝から近い」と覚えておくとよい（**図7**）.

転移率は高く, 肺が最も多く転移する部位である. 15％の例で初診時に肺転移病変が認められ, 90％が1年以内に転移により死亡するといわれている. 化学療法により1年生存率は約45％まで改善される. 化学療法を行い比較的長期生存できた例では, ときに骨にも転移することが報告されている.

#### 骨に発生するその他の注意すべき腫瘍

発生率は骨肉腫や軟骨肉腫と比較し少ないが, 血管肉腫には注意が必要である. 他臓器に発生した血管肉腫がそうであるように, 細胞診や病理組織検査で診断をつけることが難しく, 断脚して全組織を病理組織検査に提出して初めて診断がつくこともある（次ページの「診断に苦慮した血管肉腫の1例」を参照）. 血管肉腫は, 肺をはじめ右心房, 肝臓, 脾臓などあらゆる部位に転移を起こすため, 可能なかぎり他部位の画像評価をお勧めする.

### 猫の骨に発生する腫瘍

猫の骨に発生する腫瘍は比較的まれであるが, 最も多いものは犬と同様に**骨肉腫**である. ほかに, まれではあるものの線維肉腫, 軟骨肉腫, 血管肉腫などが発生する. さらには**肺腫瘍**が血行性に骨や骨周囲に近接した組織に転移し, 運動器症状を呈する例もある（**図8**）. 腺癌をはじめとした上皮性悪性腫瘍が上皮組織ではない骨や筋組織に発生した場合は肺腫瘍の転移も疑うべきである. また, 厳密には腫

### 診断に苦慮した血管肉腫の1例

10歳齢，去勢雄，雑種犬，体重18kg。

大きな音に驚き，同居犬と騒いだ後から左後肢を挙上し，X線検査で左大腿骨骨折を認めた。

臨床的挙動から腫瘍性疾患による病的骨折を疑ったが，骨折部の細胞診や生検の結果から悪性所見は認められなかった。飼い主の強い希望があり，骨折整復を行った際にも組織生検を行ったが，悪性所見は得られなかった。

術後，正常な骨癒合は得られず，術後78日目には整復部の遠位で病的骨折を起こしたため断脚した。切除組織をすべて病理組織検査に提出した結果，血管肉腫と診断された。

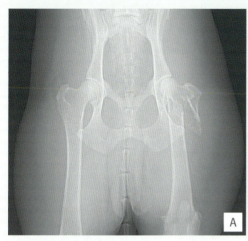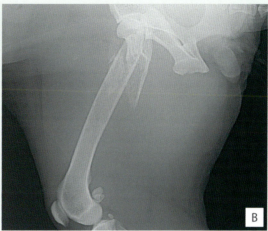

初診時のX線画像　A：背腹像　B：側面像

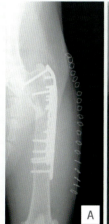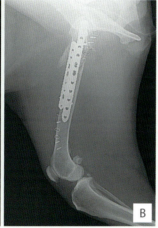

第27病日　整復術後のX線画像
A：背腹像　B：側面像

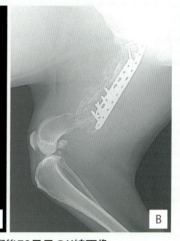

第104病日　整復術後78日目のX線画像
A：背腹像　B：側面像

瘍性疾患とはいいきれないが，猫白血病ウイルス（FeLV）抗原陽性の猫で発生し，病理組織検査では骨嚢胞などと診断されることが多い**多分葉状外骨腫**（multiple cartilaginous exostosis：MCE）との鑑別もときには必要である。

### 猫の骨腫瘍・腫瘍様病変の特徴

猫の骨肉腫は一般的に中高齢猫で発生が多いといわれているが（8.5～10.7歳齢），1歳齢から20歳齢まで報告があるため，若齢猫でも骨肉腫の除外はできない。転移率は5～10％といわれており，犬より長期生存することが知られている（生存期間中央値は24～44カ月）。したがって，犬と違い外科切除後の化学療法は必ずしも推奨されない。

猫のMCEはFeLV抗原陽性の猫で骨成熟の後に発生する疾患で（発生年齢中央値は3.2歳齢），長軸骨格に発生することは比較的まれであるものの，膝蓋骨や骨盤など運動器症状の原因となる部位に発生することがある（図9）。多発することが多く，発生部位により生活に支障が出る場合は対症療法として外科治療や放射線治療を検討する。

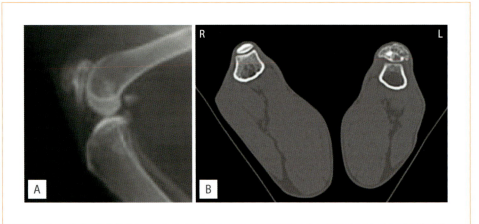

図8 左側膝蓋骨に発生した多分葉状外骨腫（MCE）
A：X線画像　B：CT画像

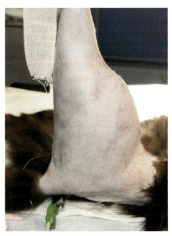

図9 肺腺癌が大腿部近位に転移腫脹し跛行を呈した例

## 関節に発生する腫瘍

### 犬の関節に発生する腫瘍

　純粋に関節に発生する腫瘍は**滑膜肉腫**であるが，犬で第一に鑑別したいのは**組織球性肉腫**である。組織球性肉腫は全身におよぶ非常に悪性度が高い腫瘍であり，誤診に伴い治療が遅れることによる患者への悪影響が大きいためである。とくに好発犬種であるフラット・コーテット・レトリーバーやバーニーズ・マウンテン・ドッグでは，必ず鑑別する必要がある。また，関節周囲に存在する組織はいずれも腫瘍化する可能性があり，皮膚・軟部組織もすべて腫瘍が発生しうるため，関節，関節周囲以外の腫瘍も鑑別すべきである。

### 犬の組織球性肉腫

　高い確率で転移し，全身のどの部位にも発生しうる悪性腫瘍である。好発犬種は，遺伝子異常が報告されているフラット・コーテット・レトリーバー，バーニーズ・マウンテン・ドッグであるが，わが国ではウエルシュ・コーギー・ペンブロークでも多く発生する傾向にある。組織球性肉腫は外科治療のみでの根治は困難であり，早期の転移により予後不良とされている。組織球性肉腫に対する化学療法剤（CCNU）での反応率は約50％，生存期間中央値は約3カ月と報告されているが，積極的な外科治療と化学療法の併用で，より長期の生存（生存期間中央値568日）が期待される。

### 犬の滑膜肉腫

　滑膜肉腫は，犬では比較的まれ，猫では非常にまれな腫瘍である。滑膜から発生し跛行の原因となるものの，明らかな腫瘤病変を形成しないため，診断に苦慮することが多い。膝関節をはじめとした大きな関節に発生することが多く，関節周囲全体の腫脹を認め，ときに領域リンパ節（膝関節であれば膝下リンパ節）も腫脹するが，骨浸潤病変はまれで，わずかに反応性骨増生を認める程度であることが多い。関節液穿刺や細胞診で診断がつくことは少なく，ツルーカット生検やときに切開生検で診断される（**図10**）。治療は断脚術による広範囲切除が推奨され，犬で断脚術を行った場合の生存期間中央値は850日と報告されている。

### 猫の滑膜肉腫・軟部組織に発生する腫瘍

　猫の**滑膜肉腫**は非常にまれで，関節周囲の腫脹を認め，骨病変はほとんど認められない。局所浸潤性が高いため，犬と同様に断脚術をはじめとした広範囲外科切除が推奨されているが，肺転移も報告されている。猫で多いのは線維肉腫などをはじめとした**軟部組織肉腫**であり，腫瘤病変を形成することが多いため身体検査で発見しやすいと考えられるが，明らかな腫瘤病変を示さないものが多く，注意が必要である。

## 末梢神経に発生する腫瘍

　末梢神経鞘腫瘍はシュワン細胞や神経周膜の線維芽細胞に由来する腫瘍で，脳や脊髄，末梢神経節などに発生することが多い比較的まれな腫瘍である。腕神経叢に発生した場合は前肢の跛行・挙上・疼痛・麻痺を示すことが多く，腰神経叢に発生した場合は後肢に同様の徴候を示すことが多

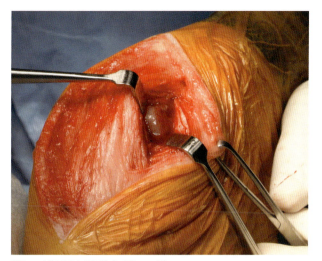

図10 膝関節滑膜肉腫の1例
細胞診やツルーカット生検で非診断的であったため，膝関節を切開し生検を行った。

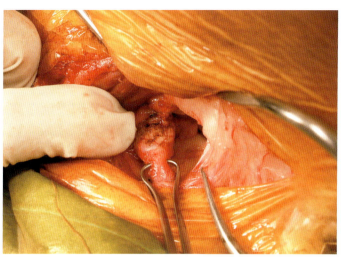

図11 末梢神経鞘腫瘍の1例
本症例は右腕神経叢領域の末梢神経鞘腫瘍のため前肢跛行を呈していた。

い。しかしながら，発生部位が深部でありかつ腫瘍自体は小さいことが多いため，触知できないことも多くあり，MRI検査で発生部位を確認する必要がある。針生検はその発生部位から困難であることも多く，手術による病変部の切開生検が必要になることも珍しくない（図11）。末梢神経を上向性に浸潤し，脊髄に浸潤する例もある。外科治療が可能であれば，前肢腕神経叢発生の場合は断脚術から原発巣の神経面を含めて切除することで，臨床徴候（疼痛）は改善する。転移は比較的まれであるものの予後は完全切除の可否に依存し，完全切除できた場合は根治も期待できるが，神経根からの脊髄浸潤病変が神経症状を呈し死亡する例もある。

## 脊髄に発生する腫瘍

運動器症状の原因が肢端や付属骨格，末梢神経にない場合は，その症状が脊髄にないかどうかも疑う必要がある。また，原発腫瘍と転移性腫瘍に分けられ，転移性腫瘍も決して少なくはない。転移性腫瘍は脊髄外に原発巣があるため，MRI検査やCT検査の前に原発巣がないかどうか，スクリーニング検査を行うことが推奨される。

犬の原発腫瘍で最も多いものは**髄膜腫**で，続発性腫瘍では**血管肉腫**である。一般的に大型犬で多く，発生年齢は9～10歳齢であるが，腎芽腫は若齢（生後6カ月齢～3歳齢）で，T10～L2脊髄分節に発生する。

猫の原発腫瘍で最も多いものは**リンパ腫**であり，続発性腫瘍では**骨肉腫**である。リンパ腫は若齢で発生する傾向にあり，FeLVとの関連が示唆されており，胸腰椎領域に発生する。これに対して，骨肉腫は8歳齢以上の比較的高齢での発生が多い。

## 脳に発生する腫瘍

肢端や付属骨格，末梢神経，脊髄に腫瘍がなく，さらには重症筋無力症をはじめとした神経筋接合部疾患でもない場合，最終的に疑う部位は脳である。ほとんどの場合，発作や意識障害・旋回運動などの行動異常などを呈し，跛行や不全麻痺などの運動器症状を呈することは非常にまれであるが，神経徴候や部分発作が家族にとって運動器症状のようにみてとれることがあるため，鑑別リストの最後に加える。

### 犬の脳腫瘍

犬の原発性脳腫瘍は髄膜腫，神経膠腫，組織球性肉腫の順に多く，続発性腫瘍は血管肉腫，下垂体腫瘍，リンパ腫，転移性癌（乳腺癌，肺癌，前立腺癌など），悪性黒色腫と多岐にわたり，かつ鼻腔内や前頭洞の腫瘍の進展も認められる。どのような年齢でも発生するが，比較的高齢（9歳齢）での発生が多く，性差はない。

### 猫の脳腫瘍

猫の原発性脳腫瘍は髄膜腫，リンパ腫の順に多く，犬と違い神経膠腫は比較的まれである。続発性腫瘍は（多中心性）リンパ腫，下垂体腫瘍とされ，原発性・続発性など総じて多いものはリンパ腫とされている。発生年齢は10歳齢以降が多く，雄がやや多い傾向にある。

## その他

非常にまれではあるものの，重症筋無力症も運動器症状ととれる臨床徴候を呈することがある。立って歩いてもすぐに座り込んでしまうような症状があり，ほかに原因となるような疾患がない場合は考慮する。重症筋無力症の原因になる腫瘍性疾患で代表的なものには，胸腺腫が挙げられる。

## 整形疾患と腫瘍性疾患との鑑別のポイント

### 問診

整形疾患と腫瘍性疾患の鑑別ではまず問診が重要であり，発生年齢や現病歴などが整形疾患のそれと矛盾しないかを確認する必要がある。

たとえば高齢の大型犬が転倒して，もしくはソファから飛び降りて骨折したとしたら，骨肉腫などの腫瘍性疾患があり病的骨折しやすい状況ではなかったかどうかを疑うべきである。なぜなら，大型犬がその程度の衝撃で骨折するとは通常は考えられないからである。また，もともと股関節形成不全があるフラット・コーテット・レトリーバーが高齢になってから急に跛行を呈した場合は，組織球性肉腫といった腫瘍性疾患の発生も考慮すべきである。先天性疾患である股関節形成不全は，高齢になってから急に臨床徴候が悪化することは通常考えられず，かつ同犬種は組織球性肉腫の好発犬種だからである。要するに，「骨折した」や「跛行した」といった事象のみではなく，患者の特徴や現病歴含め，その事象が矛盾しない状況で発生しているのかなど，全体をみて評価すべきである。

### 身体検査

身体検査は体全体を診るべきである。当然のことであるにもかかわらず，これができていないことが多い。たとえば右側の肘の関節疾患を疑い来院した例では，病変部位の不自然な軟部組織の腫脹はもちろん，その遠位（肢端）や近位（上腕や肩関節）にも異常がないかどうかを確認する。さらには右側の浅頸リンパ節や腋窩リンパ節が腫脹していないか，ほかの肢の跛行や疼痛はないか，そして脱水など全身状態に関する異常がないかを確認する。組織球性肉腫が全身に播種している場合や多発性骨髄腫による高タンパク血症など，腫瘍性疾患で全身状態が悪化することもある。体全体を診ることが，整形疾患との誤診を防ぐ手がかりになる。

### X線検査での各種腫瘍の特徴や注意点

骨肉腫では骨融解，骨増生，移行帯，コッドマン三角などの骨破壊または反応性増殖病変を示し，ときには軟部組織まで浸潤するが，通常は関節をまたいでの骨増殖はない。これに対して，組織球性肉腫・滑膜肉腫は関節をまたいで増殖する。さらに滑膜肉腫は滑膜由来であり，骨病変は反応性であるためその変化も最小限である。

また，犬も猫も身体検査で異常を認めなかったとしても胸部は最低限，できれば骨盤を含めた腹部のX線写真は撮影したほうがよい。まれではあるものの肺腫瘍が骨転移することがあり，多発性の骨増殖性疾患（多発性骨髄腫やMCEのような非腫瘍性疾患も含め）が存在するためである。

### 骨生検時の注意

骨の悪性腫瘍は表面の炎症部位を採取すると誤診につながるため，可能であればX線透視下でジャムシディ生検針などを用い，確実に病変部を採材する必要がある。採取した検体をホルマリンに浸漬する前にスライドガラスに押捺染色し，異常細胞が採取されているかどうかを確認することで誤診のリスクを低減できる。一方，このような骨病変は非常に脆弱になっていることが多い。骨皮質への刺入部位は1カ所のまま角度を変えて複数箇所を採材するなど，貫通部位を最小限にして病的骨折のリスクを最小限にする。同時に，飼い主にもリスクを事前に説明する必要がある。組織球性肉腫はその細胞形態でも診断できることがあるため，患者の状態が悪く麻酔リスクが高いときは，まずは病変部の細胞診を試みることも有効である。これに対して滑膜肉腫は滑膜から関節腔内に向かって増殖することが多いため，病変部からの採材が困難なことが多く，目視下での切開生検も考慮する必要がある。

まれであるが診断に非常に苦慮する腫瘍として，血管肉腫が挙げられる。もともと血管肉腫の病変部の大半は血餅であることが多いため，場合によってはCT検査まで実施し，確実に軟部組織病変を採取する必要がある。また，検体採取の際に出血が止まらないことが多いため，ゼルフォームや電気凝固装置など，止血の準備も十分にすべきである。

## おわりに

表1に，運動器徴候を呈する腫瘍をまとめた。腫瘍性疾患は骨折や関節疾患と誤診されやすい状態で発見されることが多く，かつ誤診は診断や治療の遅延や失敗につながるため，その鑑別は重要である。画像診断技術や生検技術も

### 表1 運動器徴候を呈する腫瘍のまとめ

| 腫瘍 | 犬 | 猫 |
|---|---|---|
| 肢端に発生する腫瘍 | 前肢，大型犬に比較的多い。10歳齢前後，雌雄差なし。<br>● 扁平上皮癌<br>● 悪性黒色腫<br>● 良性腫瘍（爪下棘細胞腫） | 肺指症候群に注意。前肢に多い。<br>● 扁平上皮癌<br>● 線維肉腫<br>● 腺癌（肺腫瘍の転移を示唆） |
| 骨に発生する腫瘍 | ● 骨肉腫（80％以上）<br>・大型犬，発生年齢は約1歳齢と7歳齢の二峰性<br>・肘から遠く，膝に近い部位に発生<br>・関節を越えて増殖することはまれ<br>・断脚のみの治療で約90％が1年以内に肺転移で死亡，化学療法剤併用で45％程度に改善<br>● 軟骨肉腫（5％）<br>● 血管肉腫（5％）<br>・診断が困難であり，注意を要する<br>● 線維肉腫（5％）<br>● 良性腫瘍<br>● 骨腫・骨嚢胞など | ● 骨肉腫<br>・断脚のみでの肺転移率は5〜10％（犬より少ない）<br>● 線維肉腫，軟骨肉腫，血管肉腫<br>● 良性腫瘍<br>● 骨腫，骨嚢胞など<br>※多分葉状外骨腫（MCE）に注意<br>・FeLV抗原の評価，発生年齢（骨肉腫と比較し若齢での発生）で判別<br>・臨床徴候の改善のため外科治療や放射線治療を行うことはあるが，根治療法ではない |
| 関節に発生する腫瘍 | ● 組織球性肉腫<br>・バーニーズ・マウンテン・ドッグ，フラット・コーテット・レトリーバー，わが国ではウエルシュ・コーギー・ペンブロークに注意<br>● 滑膜肉腫<br>・細胞診や生検での確定診断が困難であることが多い<br>・手術による切開生検が必要になる可能性もある | ● 滑膜肉腫<br>・猫でもまれに発生する |
| 末梢神経に発生する腫瘍 | ● 末梢神経鞘腫瘍 | ● 末梢神経鞘腫瘍（まれ） |
| 脊髄に発生する腫瘍<br>脊髄を圧迫する腫瘍 | ● 髄膜腫，血管肉腫（続発性），末梢神経鞘腫瘍の浸潤，若齢で腎芽腫 | ● リンパ腫，骨肉腫（続発性） |
| 脳腫瘍（運動器徴候の原因としてはまれ） | ● 髄膜腫，神経膠腫，組織球性肉腫，リンパ腫，下垂体腫瘍，転移性癌など | ● リンパ腫，髄膜腫，下垂体腫瘍など |
| その他 | ● 神経筋接合部疾患（重症筋無力症），胸腺腫に注意 | ● 神経筋接合部疾患（重症筋無力症），胸腺腫に注意 |

重要であるが，もっとも重要なのは「その骨折や関節疾患の発生状況と臨床徴候に矛盾がないか」を常に考え，かつ患者全体を診ることである。

### 参考文献

1. Henry, J.C., et al. (2005): Canine digital tumors: A Veterinary Cooperative Oncology Group retrospective study of 64 dogs. *J. Vet. Intern. Med.* 19: 720-724.
2. Wobeser, B.K., et al. (2007): Diagnosis and clinical outcome associated with surgically amputated canine digits submitted to multiple veterinary diagnostic laboratories. *Vet. Pathol.* 44; 355-361.
3. Linde-Sipman, J.S., et al. (2000): Primary and metastatic carcinomas in the digits of cats. *Vet. Quart.* 22; 141-145.
4. Wobeser, B.K., et al. (2007): Diagnosis and clinical outcomes associated with surgically amputated feline digits submitted to multiple veterinary diagnostic laboratories. *Vet. Pathol.* 44; 362-365.
5. Ehrhart, N.P., et al. (2012): Chapter 24. Tumors of the Skeletal System. In: Withrow, S.J. et al. Small Animal Clinical Oncology 5th eds. pp463-503, Saunders, Philadelphia.
6. Moore AS, et al. (2006): Chapter 61. Tumors of Bone. In: Moore, A.S., et al. Managing the Canine Cancer Patient. A Practical Guide to Compassionate Care. pp565-589, Veterinari Learning Systems. Pennsylvania.
7. Liptak, J.M., et al. (2012): Chapter 21. Soft Tissue Sarcomas. In: Withrow, S.J., et al. Small Animal Clinical Oncology 5th eds pp356-380, Saunders Phiradelphia.
8. Skorupski, K.A., et al. (2007): CCNU for the treatment of dogs with histiocytic sarcomas. *J. Vet. Intern. Med.* 21: 121-126.
9. Skorupski, K.A. et al. (2009): Long-term survival in dogs with localized histiocytic sarcoma treated with CCNU as an adjuvant to local therapy. *Vet. Comp. Oncol.* 7: 139-144.
10. Takahashi, M., et al. (2014): Clinical Characteristics and Prognosis Factors in Dogs with Histiocytic Sarcomas in Japan. *J. Vet. Med. Sci.* 76: 661-666.
11. Liptak, J.M., et al. (2004): Metastatic synovial cell sarcoma in two cats. *Vet. Comp. Oncol.* 2; 164-170.
12. McEntee, M.C., et al. (2012): Chapter 30. Tumors of the Nervous System. In: Withrow, S.J. et al. Small Animal Clinical Oncology 5th eds., pp583-596, Saunders, Philadelphia.
13. Snyder, J.M., et al. (2006): Canine Intracranial Primary Neoplasia: 173 cases. *J. Vet. Intern. Med.* 20; 669-675.
14. Snyder, J.M., et al. (2008): Secondary intracranial neoplasia in the dog: 177 cases (1986-2003). *J. Vet. Intern. Med.* 22; 172-177.
15. Troxel, M.T., et al. (2003): Feline intracranial neoplasia: retrospective review of 160 cases (1985-2001). *J. Vet. Intern. Med.* 17; 850-859.

**好評発売中**

# 新たな地平を獣医療に。
# この1冊からイノベーションは始まる

## 犬の運動器超音波検査
### エコーで診るための First step!

本阿彌宗紀（ほんなみ むねき）著

A4判　並製　192頁　DVD付　定価:18,000円（税別）

ヒト医学で昨今急速に発展する運動器超音波検査。
この有用性を獣医療にもたらすため、
臨床で即使えるまでに磨き上げた、
待望の、そして日本初の書籍がついに発刊!

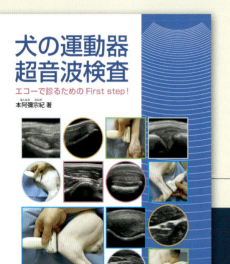

### 書籍目次

1. 運動器のみえかた
   1. 骨
   2. 軟骨
   3. 筋
   4. 腱
   5. 靱帯
   6. 末梢神経
   7. 血管
2. プローブの種類と操作法
   1. プローブの種類
   2. プローブの操作法
3. 超音波で診る前肢
   1. 指端と手根関節
   2. 肘関節
   3. 肩関節
   4. 前肢の末梢神経
4. 超音波で診る後肢
   1. 趾端と足根関節
   2. 膝関節
   3. 股関節
   4. 後肢の末梢神経

### 動画目次　※数字は書籍目次項目に対応します

- 3-1 指端・手根関節
- 3-2 肘関節
- 3-3 肩関節
- 3-4 前肢末梢神経
- 4-1 趾端・足根関節
- 4-2 膝関節
- 4-3 股関節
- 4-4 後肢末梢神経

### 本書の構成

プローブ位置、超音波像、解剖そしてX線像がシームレスで理解できる構成。またケーススタディでは、実際の症例の単純X線検査だけでなく、CT・MRI、関節鏡、術中などの所見を超音波画像と比較しながら理解できる。

### 動画

関節が動く時、超音波像はどう見えるのか? DVDはその理解を深める。本文と同様に症例毎の超音波映像も収録。

### コラム

ヒト医学の運動器超音波検査第一人者らによる気軽に読めるコラム。しかしながら語られる内容は深く、獣医臨床に役立つ。

---

**interzoo**

〒151-0062
東京都渋谷区元代々木町33番8号
元代々木サンサンビル2階

受注専用TEL. **0120-80-1906**
お電話受付:平日10:00～18:00

受注専用FAX. **0120-80-1872**
FAX受付:年中無休・24時間受付

●インターネットで
https://interzoo.online/

Facebook 好評配信中

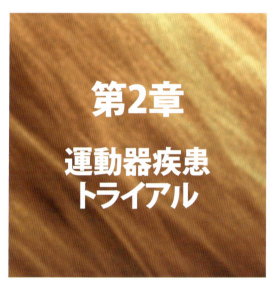

# 第2章
## 運動器疾患トライアル

1. 一次動物病院での理学療法トライアル

2. 運動器疾患のCT診断トライアル

3. 義肢というトライアル

4. 運動器への代替医療トライアル
　－中医学編－

# 1 一次動物病院での理学療法トライアル

佐野 忠士（酪農学園大学獣医学群・獣医保健看護学類 動物行動学ユニット動物集中管理研究室 准教授）

## はじめに

理学療法とは，病気，けが，高齢，障害などによって運動機能が低下した状態の人々に対して，運動機能の維持・改善を目的に，運動，温熱，電気，水，光線などの物理的手段を用いて行う治療法である。

「理学療法士及び作業療法士法」第2条には，「身体に障害のある者に対し，主としてその基本的動作能力の回復を図るため，治療体操その他の運動を行わせ，及び電気刺激，マッサージ，温熱その他の物理的手段を加えることをいう」と定義されている。

理学療法は本来，専門資格を有する専門医と専門職の者により実施される治療でなければならない。

動物理学療法においても基本的概念は変わらないが，飼育動物の「治療」については，獣医師法第17条において，「獣医師でなければ，飼育動物（牛，馬，めん羊，山羊，豚，犬，猫，鶏，うずらその他獣医師が診療を行う必要があるものとして政令で定めるものに限る。）の診療を業務としてはならない。」と規定されていることから，治療行為として理学療法を行う場合，獣医師が広くその責務を担う必要が出てくる。

わが国の獣医療の現状を鑑みると，専門医制度が整っていない現状において，プライマリー医によるプライマリー理学療法の実施は，非常に重要かつ有用な治療手立てである。本項では，一次病院で実施可能な理学療法の手技とその思考について概説する。

## プライマリー理学療法

### 理学療法的身体検査①

一次病院で診察の際に必ず実施される身体検査も，非常に重要な理学療法の手法である。まずは待合室における犬の立ち姿勢をしっかりと観察し，その「スタンス（体の構え）」（図1）などに異常がないかどうか，見極めることから治療は始まっている。別の主訴で来院している患者動物が，実は理学療法対象の患者動物となることもあり得る。

身体検査の一環として行う歩様検査は，本来は広いスペースを用い，長い時間をかけて実施しなければならないが，短い時間でも観察すべきポイントを効果的に押さえることで，多くの情報を得ることも可能となる。これは理学療法としての治療にもつなげることができる（図2）。

理学療法の手法であるストレッチや関節可動域運動を治療として実施する前に，身体検査の一環として，関節可動域を"ある程度"は測定して把握することも重要である。

成書には「健康なラブラドール・レトリーバー」の関節可動域しか記載[1]がなかったが（図3），最近，他の犬種との比較もなされるようになった[2,3]。しかし，犬種や猫種ごとの違いなどについては，経験的／感覚的に把握しておかなければならないことはいうまでもない。

実際の治療においては，ゴニオメーター（角度計）を用いた測定が重要であるが，測定者間による誤差が非常に大きい。一方で治療に携わり，経過をよく知っている者が測定に携わると，先入観をもった測定値になることも認識しておかなければならない。

### 理学療法的身体検査②

一次病院で行われる触診も，検査の過程で必ず行われるものである。触診を行う機会が少ない動物病院においても，プライマリー理学療法としては必ず実施してほしい項目の一つである。

理学療法の手法におけるマッサージ，ストレッチ，受動的関節可動域運動（passive range of motion：PROM）の観点を，触診に取り入れることにより，非常に質の高い理学療法的身体検査となる。

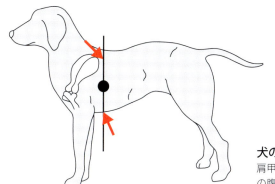

**犬の重心の図**
肩甲骨後縁から垂直に下ろした，体の中心を通る線の腹側2/3の位置に存在する。

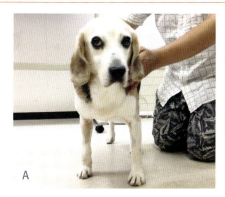
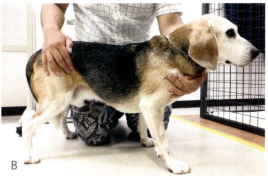
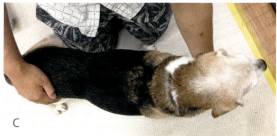

**＜ビーグル＞**
わが国での中型犬の代表とも言えるビーグル犬のスタンス（体の構え）。ランドマークとなる解剖学的構造物の確認が比較的容易で，姿勢の確認も容易に行うことができる。

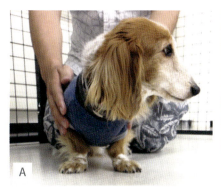
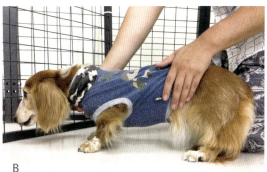
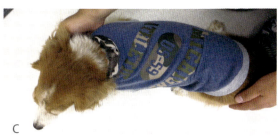

**＜ダックスフンド＞**
理学療法（リハビリ）の対象となることの多いダックスフンドのスタンス（体の構え）。体の各部位の確認がビーグルと比べるとやや困難である。姿勢の違いが犬種特有のものなのか，疾病によるものなのかを理解することが非常に重要である。

**図1　正常な犬のスタンス（体の構え）**
犬の重心の位置を認識するとともに，犬種による立ち姿勢などの違いなどについて理解しておく。立ち姿勢をよく観察し，スタンスの異常に気づくことが重要である。

## 第2章　運動器疾患トライアル

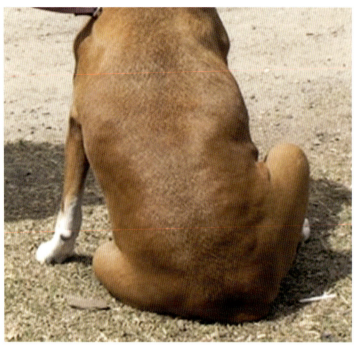

**図2　Sit Test（いわゆるお座りテスト）の図**
特に前十字靭帯断裂の診断において使用される。起立とお座りを繰り返すことにより，股関節と膝の可動域を知ることができる。また，これは自発的運動としての運動療法としても利用可能である。

本症例では，右膝が悪いことがわかる。

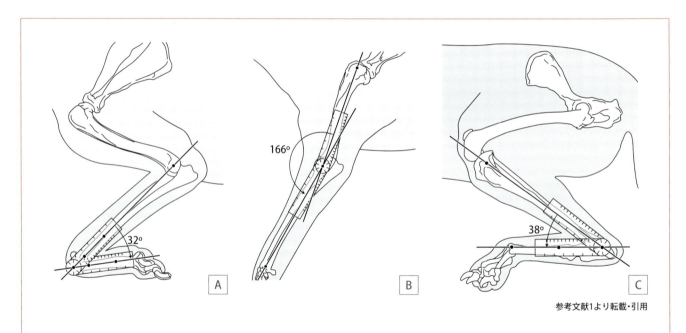

参考文献1より転載・引用

| 関節 | 屈曲 | 伸展 |
|---|---|---|
| 手根 | 20〜35【32】 | 190〜200【196】 |
| 肘 | 20〜40【36】 | 160〜170【166】 |
| 肩 | 30〜60【57】 | 160〜170【165】 |
| 足根 | 40　　【39】 | 170　　【164】 |
| 膝 | 45　　【42】 | 160〜170【162】 |
| 股関節 | 55　　【50】 | 160〜165【162】 |

**図3　「健康なラブラドール・レトリーバー」における関節可動域**
それぞれの関節の作る角度とランドマークとなる構造物に注目することが大事である。
A：手根関節の屈曲位
B：肘関節の伸展位
C：足根関節の屈曲位

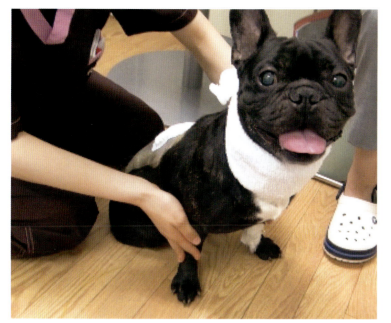

**図4　エフラージ（軽擦法）**
動物の体の表面を，力を入れずに「なでてさする」イメージで行う。体の末端から中心に向かって手を動かしていくことも，ポイントの一つである。

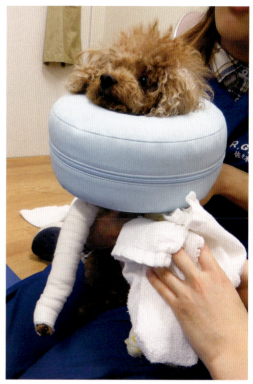

**図5　冷却療法**
手術後の急性反応による炎症や，急性損傷に伴う痛みの軽減に効果的である。適用部位の皮膚の状態や動物の様子をよく観察しながら行う。保冷剤を同じ適用箇所に当て続けないようにする。

### 1. マッサージの観点

　マッサージの基本であるエフラージ（軽擦法：図4）は，患者動物の頭に手を置き，その重さ（力）を維持したままで動物の体の表面を，力を入れずに滑らすようにして動かす手法である。
　この手法を用いた触診を行うことにより，後に行う理学療法的手法に対する患者動物の反応を予測することができる。エフラージの際，手が触れるのを嫌がるような箇所があれば，動物はそこに痛みや違和感を抱いている見込みが大きいので，そこが治療対象の領域となる可能性も高くなる。

### 2. ストレッチ・PROMの観点

　ストレッチにおいては関節可動域の範囲をイメージし，その範囲の上限ギリギリで，約15秒以上保持することがポイントとなる。同様にPROMでも，関節可動域の範囲で運動として関節を動かす。認識している関節可動域において，「少しだけ力を入れたとき，状態を保持できるかどうか？」「保持しているときの動物の様子はどうか？」を詳細に観察する。
　とくに，ストレッチやPROMを実施後の動物の様子の変化に注目することが重要である。痛みや違和感を抱いているとみられる場合や，施術中（身体検査中）に明らかな行動の変化が認められなかった場合でも，施術（身体検査）後に呼吸数の増加や，施術者を嫌がるようになるなどの忌避反応が認められることも多い。

## プライマリー物理療法

　理学療法における物理療法は非常に治療効果が高く，特異的治療効果を得ることを目的に使用されることも多い。さまざまな装置を用いた物理療法は，効果面における有用性は高いものの，装置そのものがないと，実施したくてもできないのが現状であろう。プライマリー物理療法としての温冷療法は，どこの動物病院でも実施可能である。

### 1. 冷却療法

　手術後の術創周囲に対して，あるいは，術後3日程度における理学療法実施の前後には冷却療法（図5）を実施すべきである。
　さまざまな形状・性状の保冷剤があるので，入手しやすい。動物のサイズ，施術の部位の形状などに合わせて適用できる。筆者はとくに「固まらないタイプ」の保冷剤を施術部位への密着感を得やすいため，好んでよく使用する。
　施術方法としては，手術部位には直接触れないようにしてその周囲を冷却し，急性の炎症を伴う部位（例：打撲や捻挫，挫傷など）には直接，1分程度を上限として適用箇所をこまめに変えながら，施術部位1カ所につき3～5分程度冷却させるとよい。

# 第2章 運動器疾患トライアル

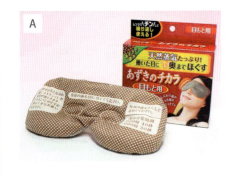
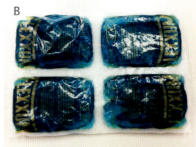

**図6** 温熱療法で用いられる保温剤の例
A：電子レンジで温めて繰り返し使用できるもの　B：冷却療法でも使用できるもの

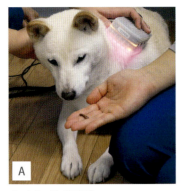
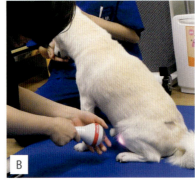
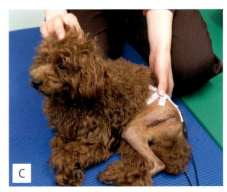

A：キセノン治療器　　　　B：レーザー治療器　　　　C：電気筋刺激

**図7** 物理療法で用いられるさまざまな装置

### 表1　冷却療法に用いるツール

| ツール名 | 特徴 |
|---|---|
| アイスパック | 粉々にした氷，冷凍食品，氷＋アルコールなどを使用 |
| 市販のコールドパック | 冷却用シリカゲル |
| アイスタオル | タオルを氷水に浸して作成 |
| 冷却包帯 | ヒトおよびウマ用（市販） |
| アイスゲル | 患部に塗布するタイプ（市販） |
| アイスマッサージ | 「アイスキャンデー状」の氷の棒を使用 |
| 冷却圧迫 | 循環式冷却ズボン |
| 冷却バス | 患者の体の一部を冷水／氷水に浸す |
| 気化冷却スプレー | 気化率の高い液体の噴射による |
| 対比バス | 患部を温水と冷水に交互に浸す |

### 表2　温熱療法・水療法・光線療法の効果の違い

| 分類 | 名称 | 作用機序 | 深達度 |
|---|---|---|---|
| 温熱 | ホットパック，パラフィン | 伝導熱 | △ |
|  | 超短波，マイクロ波 | 電磁波 | ○ |
|  | 超音波 | 振動波 | ◎ |
| 水療法 | 温水（交代浴），渦流浴 | 対流 | △ |
| 光線療法 | 赤外線 | 輻射熱 | △ |

## 2. 温熱療法

慢性関節疾患により生じる痛みの軽減，および，不動化（運動や関節可動の制限）に伴う筋肉・靭帯など軟部組織の硬化に対しては，組織を温める温熱療法が効果的である。

冷却療法と同様，柔らかく施術部位へフィットするようなタイプの保温剤を使用する。最近は，電子レンジで温めて繰り返し使用できるものや，冷却療法と温熱療法の両方で使用できるものも多く存在し（図6），患者動物の大きさなどに合わせた選択の幅が広くなっている印象を受ける。

もちろん特定の装置があれば，その物理学的特徴を活かした物理療法の実施が可能となる（図7）。冷却療法に用いるツールと（表1，2），温熱療法・水療法・光線療法の効果の違いについても理解しておくとよい。

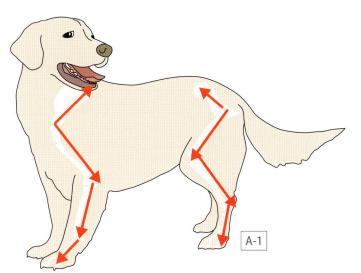
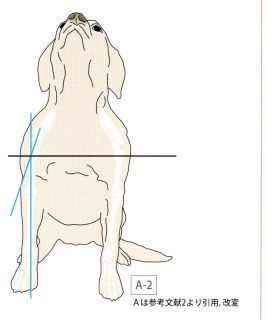
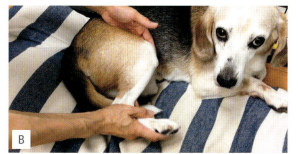

**図8　プライマリー運動療法の実施において意識すべきこと**
A：正常な姿勢の維持におけるランドマーク（目印）を，体表から確認できる解剖学的ポイント。
B：関節が動く方向のイメージ。かかる力の方向をイメージすることが大切である。

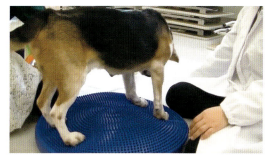

**図9　バランスディスクを使用した運動療法**
筋肉間における協調性の向上をめざしている。

## プライマリー運動療法

　いわゆる「リハビリテーション」のイメージをもちやすいのがプライマリー運動療法である。プライマリー運動療法を実施する際に考えるべきポイントとして，以下が挙げられる。

❶ 関節の動きの程度：関節が硬化したり緩んだりしていないか？
❷ 筋肉の量：十分な筋肉量があるか？
❸ 自発運動（随意運動）の有無：随意的に動かすことができるか？

　プライマリー運動療法においても，対象となる疾病に応じた特異的な方法を選択しなければならない。ただし，すべての疾病におけるプライマリー運動療法の実施において，意識すべき重要ポイントは次の2点である（図8）。

● 正常な姿勢の維持におけるランドマーク（目印）
● 四肢の各関節が動く方向をイメージすること

　患者動物が正しい姿勢を維持し，施術部位に正しい力がかかるように，加えて，患者動物の正しい動きを誘発するように意識しながら実施する。自重を用いたトレーニングも重要だが，自重に耐えられるレベルを探ることも大切である。

　実施に際しては「やりすぎ」に注意することも忘れてはならない。施術中に体が大きく揺れるような代償的な動き，施術中／施術後のパンティング，呼吸数の増加，疲労感の増加（例：ぐったりしている，食欲の低下など）が認められた場合は，施術強度が強すぎるため，次回施術の際には，設定した半分程度の強度にまで低減させるほうがよい。

　ある程度，患者動物の自発的な動きが可能となったら，ヒト用の健康器具であるバランスディスクを用いたり（図9），散歩中ジグザグに歩いたり坂道の多いルートを選ぶなど，いろいろ工夫して，日常生活のなかに運動療法の要素を組み込むことが重要である。

# 第2章　運動器疾患トライアル

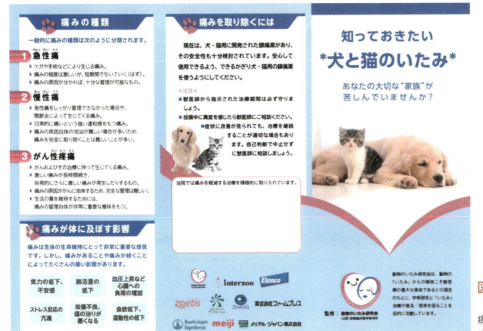

**図10**「いたみ説明リーフレット」
（動物のいたみ研究会 作成）
痛みの概要について飼い主に説明するためのツールである。

## プライマリー疼痛管理

すべての理学療法は機能改善と同時に，障害により生じた痛み，もしくは，手術などを含めた治療により生じた痛みの軽減に効果的である。

とくに物理療法はその効果が高く，患者動物の「様子がおかしい」ときには，まずトライアル的に実施されることも多い治療法の一つである。

動物の痛みを正確に把握し理解することは，非常に困難であるが，飼い主が気にする，もしくは，来院時に私たちが気づく「動物の様子の変化」には注目すべきである。その変化が痛みが原因の可能性を，最初に除外できるかどうか，検討することも重要である。動物のいたみ研究会の作成による「いたみ説明リーフレット」（図10）や「慢性痛評価指標」（図11）は，非常に有用なツールであると筆者は強く感じている。

痛みの可能性を否定できないときは，積極的な疼痛管理を実施しながら理学療法を実施すべきである。さまざまな消炎鎮痛薬（例：NSAIDs）やサプリメントを，単独もしくは組み合わせて与えて経過を観察する。鎮痛効果が得られるまでに比較的時間がかかることもあるので，最低7～10日くらいの治療期間を見積もっておき，これを飼い主に伝えることも重要である。

## おわりに

わが国に動物のリハビリテーション／理学療法の概念が導入されてから，随分と長い月日が経っているものの，やはり理学療法といえば，専門のスタッフを抱え，さまざまな装置がないと，「やっていると言えない」という認識を持つ風潮が根強く残っている印象を受ける。

もちろん，専門的知識と技術を取得するための学習や訓練は重要であるが，敷居を自ら上げて実施の機会を失うことは，非常にもったいないと思われる。プライマリー理学療法の概念を作りあげるうえで，本稿が，よい意味での一つのきっかけとなってくだされば幸いである。

**参考文献**

1. Jaegger, G., Marcellin-Little, D. J., Levine, D. (2002): Reliability of Goniometry in Labrador Retrievers. *Am J Vet Res.*, 63(7): 979-986.
2. Laura L. Hady, Geoffrey T. Fosgate and J. Michael Weh (2015): Comparison of range of motion in Labrador Retrievers and Border Collies. *J. Vet. Med. Anim. Health*, 7(4): 122-127.
3. Sabanci, S. S., Ocal, M.K. (2016): Comparison of goniometric measurements of the stifle joint in seven breeds of normal dogs. *Vet Comp Orthop Traumatol*. 29(3): 214-219.

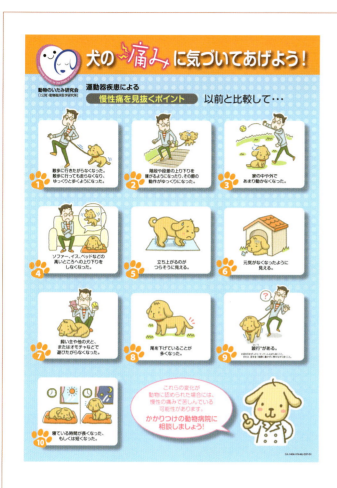
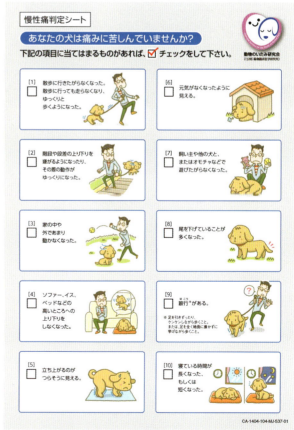

**図11**「慢性痛評価指標」(動物のいたみ研究会 作成)
痛みによって生じる動物の「行動の変化」に，飼い主が気づくことを目的に作成されている．

# 第2章 運動器疾患トライアル

## 2 運動器疾患のCT診断トライアル

米地 謙介(奈良動物二次診療クリニック)

### はじめに

整形外科領域においてX線CT（以下；CT）が必要になるシチュエーションは限定的である。多くの整形外科症例では，身体検査とX線写真で必要な情報を得ることができるだろう。X線写真の空間分解能はCTをはるかに上回っており，関節の内部構造については関節鏡検査のほうが的確に状況を把握することができる。CTがX線写真や関節鏡検査よりも優れていることは，立体的な構造把握能力である。CTは情報によって経験や知識不足をカバーしてくれる。筆者はX線写真で情報が不足していると感じた際には，積極的にCT撮影を行うようにしている（図1）。自分に不足している経験や知識を情報で補うためである。

さらにCTは運動器疾患に対して客観的な全体像を示す

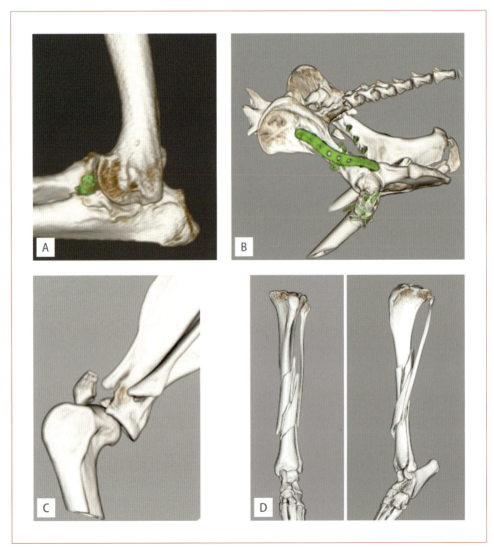

**図1　整形外科領域でのCT利用**
A:内側鉤状突起離断症　B:骨盤骨折術後　C:肩甲骨骨折　D:脛骨粉砕骨折

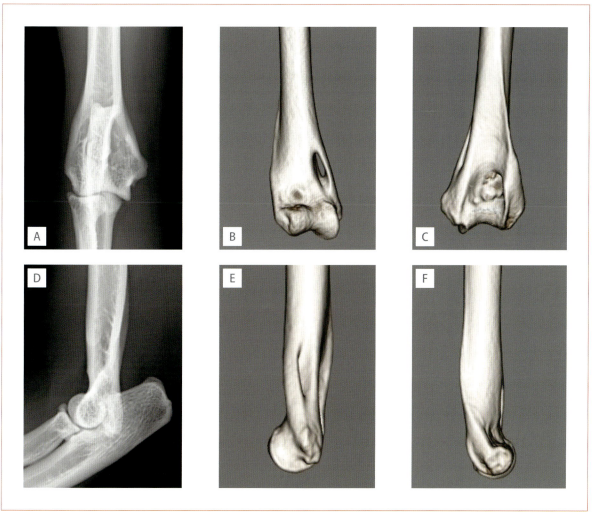

**図2　上腕骨遠位**
A：前後像　B：前面　C：後面　D：側面像　E：外側観　F：内側観
X線写真と3D-CT像を並べて比較している。上腕骨遠位の構造は比較的複雑であり、X線写真から立体的な構造を思い浮かべるには多くの経験と知識が必要だ。一方で3D-CT像をみると、複雑な構造をすんなりと理解することができる。このような理解を感覚的理解という。

ことができるため、整形外科を専門にしていないプライマリー獣医師にとっても理解しやすい情報となり得る。とくに白黒の断面像を立体的な画像へと構成する3D-CT像は感覚的理解を得やすいため有用である。たとえば図2で示すような上腕骨遠位の形態については、X線写真よりも3D-CT像のほうが三次元的な理解を得やすい。経験や知識を十分に蓄えることができれば、X線写真をみて立体構造を認識することができるが、若手獣医師や骨折手術を執刀することのない内科系の獣医師にとって、X線写真をみて構造を理解するのは至難の業ではないだろうか。このようなCTの特性を生かし、筆者の施設では獣医師研修の教育現場で積極的にCTを用いている。感覚的理解によって理解が深まり非常に有効である。

本項では知識や経験が十分なベテランではなく、若手や骨折手術を執刀することが少ない内科系獣医師を対象に、整形外科領域におけるCTの利用法について解説する。

## 診断と手術支援

臨床現場におけるCTの役割には診断と手術支援という二つの側面がある。もともとCTは診断するために開発されたツールであるが、3D-CTが使えるようになってから手術支援のために使用されることが増えてきた。筆者の施設を振り返ってみれば、CT撮影の目的は診断と手術支援が半分ずつくらいになっていると思われる。

### CT撮影の目的〜診断〜

既存の臨床検査で診断がつかない症例に対して、原因を究明するためにCT撮影を行うのが「診断」である。整形外科領域では診断を目的としたCT撮影はあまり行われない。

第2章　運動器疾患トライアル

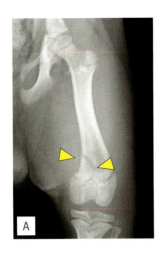
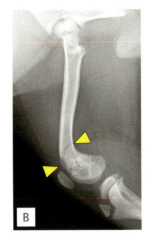

・チワワ, 雌, 4カ月齢, 左後肢跛行を主訴に来院した。
・X線写真によって大腿骨遠位に骨折があるのは診断できたが, 完全骨折なのか亀裂骨折なのかがわからなかった。

**図3　大腿骨遠位骨折**
A:前後像　B:側面像
CTによる診断が必要であった症例である。大腿骨遠位部に骨折ライン(黄色矢頭)が認められるが, このX線写真では完全骨折なのか亀裂骨折なのかを診断することができなかった。完全骨折であれば何らかの手術が必要であるが, 亀裂骨折であれば手術の必要はないかもしれない。診断のためにCT撮影が必要であると判断された。

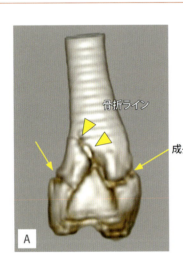
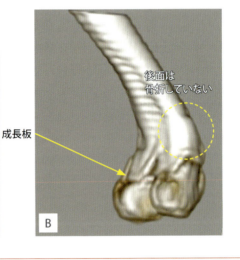

**図4　大腿骨遠位亀裂骨折**
A:前面観　B:後内側観
CT撮影の結果, 大腿骨前面内側には骨折ライン(黄色矢頭)が存在するが内側後面には骨折ラインが存在しない(点線丸)ことがわかった。大腿骨遠位の骨折は完全骨折ではなく亀裂骨折である。亀裂骨折であれば手術は不要と判断して, ロバートジョーンズ包帯を設置し, ケージレストを指示した。

前述のように, 整形外科疾患では, 身体検査とX線写真によって多くの症例は診断できるからである。しかしながら, シチュエーションが限られているとはいえ, CTが診断に有効となる症例はある。たとえば図3のような症例である。

大腿骨遠位というのは大腿筋群やハムストリングといった強力な筋肉から力を受ける領域である。完全骨折であれば固定術を実施しないと大腿骨が屈曲変形してしまう。しかし, もしX線写真における骨折ラインが完全骨折ではなく亀裂骨折であれば, 手術をしなくても安静や外固定で治癒に導ける可能性がある。完全骨折なのか不完全骨折なのかを診断することは患者の治療方針決定に大きくかかわるが, 残念ながらX線写真ではどちらなのか把握をすることができない。こういった場合に, CTは非常に有効である。CTは骨格に対して360度すべての方向から三次元的な情報を与えてくれる。本症例は骨折状態の正確な「診断」のためにCT撮影を行うことにした。CT検査の結果, 大腿骨遠位前面だけの亀裂骨折であり, 大腿骨遠位後面側の皮質骨に骨折がないことがわかった(図4)。大腿骨遠位の後面は

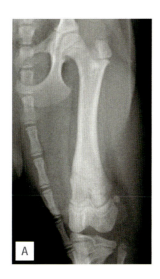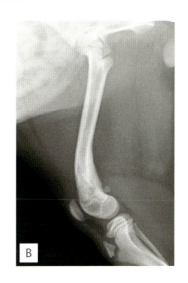

**図5　第30病日のX線写真**
A：前後像　B：側面像
ロバートジョーンズ包帯と安静を指示して30日目のX線写真である。幸いにも骨折部は大きく変位することなく骨癒合を得ることができた。

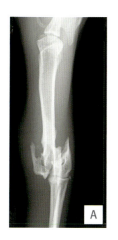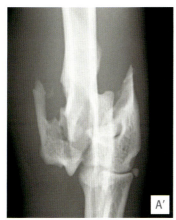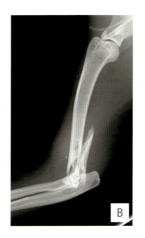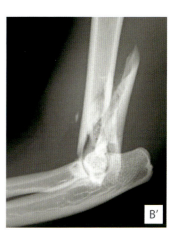

**図6　猫の上腕骨遠位粉砕骨折**
A：前後像　A'：前後像拡大
B：側面像　B'：側面像拡大
雑種猫，3歳齢，高所からの落下により上腕骨遠位が粉砕骨折していた。このX線写真でどこが，どのように骨折しているのかをイメージできるのは，マスタークラスの整形外科医だけだろう。骨折の具体的なイメージをもてないままで手術をすれば，とんでもない結果が待っている。このような場合「手術支援」のCT撮影が非常に有効である。

皮質骨が厚く強度も高いため，ここが骨折していないのであれば安静とロバートジョーンズ包帯で問題はない。図5は安静とロバートジョーンズ包帯設置後30日のX線写真である。診断にはCTという高度医療機器が必要になったが，治療においてはプライマリーケアの現場で十分対処できる内容の症例である。

## CT撮影の目的～手術支援～

診断がついている症例に対して手術が必要なのか，その手術はどのような術式が必要なのか，などといった情報を得るためのCT撮影が「手術支援」である。

整形外科領域における手術支援のCT撮影は，複雑な骨折症例に対して行うものなので本項の趣旨から少し離れるかもしれない。図6に示した猫の上腕骨遠位骨折症例などがこれに当たる。X線写真において，すでに上腕骨遠位が粉砕骨折していることは「診断」できており，手術する必要があることも理解できる。しかし，もともと三次元的にやや複雑な構造物である上腕骨遠位における粉砕骨折である

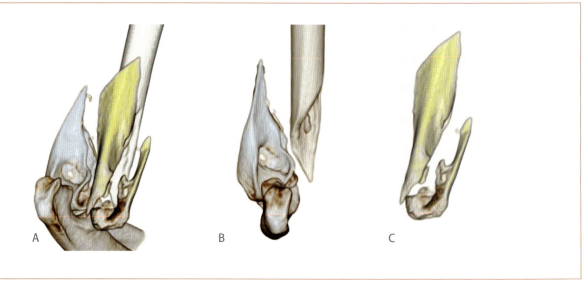

**図7　手術支援のための3D-CT像**
A：後外側観　B：上腕骨骨幹，外顆　C：後面の遊離骨片（内顆）
手術支援のために作成した3D-CT像である。理解しやすいようにごく小さな骨片は画像から除いている。上腕骨遠位は大きく三つに分かれていた。X線写真において把握しづらかったのは，黄色で着色した上腕骨遠位後面の遊離骨片の存在である。3D-CT像によって状態を把握することができたので，手術することが可能になった。この画像をみながら何度も頭のなかで手術をシミュレーションする。これが手術支援のためのCT撮影である。

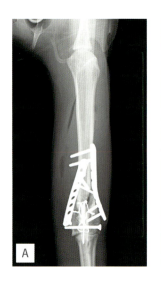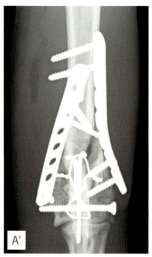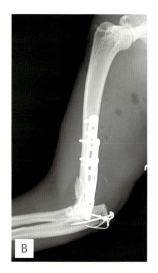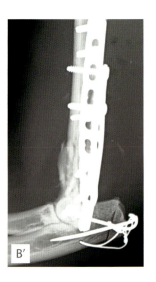

**図8　術後X線写真**
A：前後像　A'：前後像拡大
B：側面像　B'：側面像拡大

ため，どのような骨折ラインで，どのように整復すればよいのか，X線写真から読み取ることができなかった。整復できなければ術式を立案することもできない。そこで，骨接合術を前提とした手術支援の情報を得るためCT撮影を行った。CT検査によって，上腕骨遠位は大きく三つのパーツに分かれていることが分かった（図7）。手術前に3D-CT像によって整復後のイメージを構築し，術式も決定することができた。あとは術前計画どおりに手術を実施するだけである。手術では予定どおりロッキングプレートと従来型プレートおよび顆間スクリューを設置した（図8）。術後の歩様は良好で，第103病日にインプラントの一部を抜去して治療終了とした（図9）。このような比較的実施困難な手術は「技術」や「経験」が必要なものであり，本来筆者の技量では手に余るが，CT画像という「情報」を武器として，技術と経験を補うことで良好な結果を得ることができたと感じている。CTにおける手術支援の恩恵である。

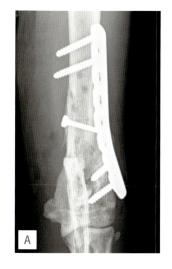
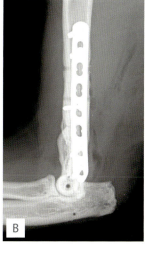

表1 CTでみえるもの・みえないもの

| | |
|---|---|
| 良好に描出される ◎ | 皮質骨<br>海綿骨<br>金属インプラント<br>血管 |
| 描出される ○ | 関節液<br>脂肪<br>腫瘍 |
| 描出されない × | 関節軟骨<br>靱帯 |

図9 第103病日。インプラント除去
A:前後像　B:側面像

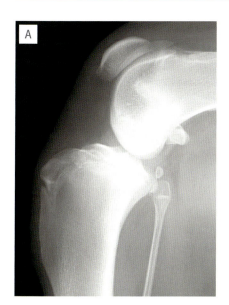
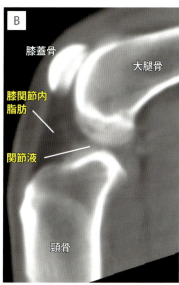
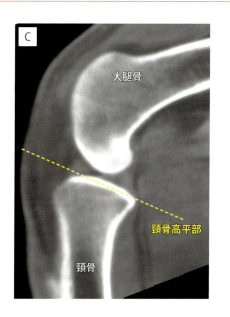

図10 CTでみた膝関節
A:X線写真　B:CT断面1　C:CT断面2
CTの断面像で膝関節を描出したもの。どの断面をみても前十字靱帯や半月板は見当たらない。関節内に存在するはずの関節軟骨も描出されていない。CTはX線吸収性の差を描出するモダリティーなので，X線透過性の高い靱帯や軟骨などは画像で認識することはできない。

## CTで何がみえるか

　CTはX線の吸収性の差を利用した画像診断技術であり，画像描出の原則はX線写真と同じである。骨はX線吸収性が高いので白く描出され，脂肪はX線吸収性が低いので黒く描出される。空気は真っ黒である。整形外科領域で重要な骨の構造物はとてもよく描出されるのでCTは有利であるが，軟骨や靱帯は皮膚や関節液とX線吸収性が近いため，画像上で分離/認識することができない。たとえば膝関節の場合，大腿骨や脛骨といった骨組織や関節腔内脂肪，および関節液は観察できるが，関節軟骨をはじめ膝蓋靱帯や前十字靱帯，半月板などは認識困難である（図10）。関節疾患においてCT観察できるのは二次的な変化であり，そのような意味でもX線写真とほぼ同じである。

　CTは何もかもがみえる魔法の検査ではない。何がみえて何がみえないのか原理原則を理解しておくことはとても重要である（表1）。CTでは多くの場合，鎮静や麻酔が必要であるし，飼い主の経済的負担も大きい。整形外科領域ではむやみにCTを撮影して答えを得ようとするのではなく，CTの特性を知る獣医師が適切に利用することによって，既存の検査では得ることのできない大きな恩恵を得ることができる。

# 第2章　運動器疾患トライアル

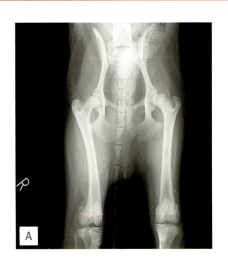
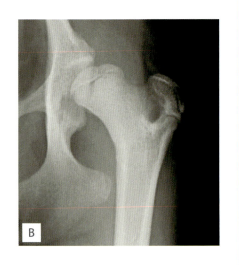

**図11　典型的なレッグペルテス病**
A：股関節腹背像　B：左股関節拡大
左股関節に典型的なレッグペルテス病を認める。大腿骨頭の変形が顕著であり、X線写真で診断が容易である。

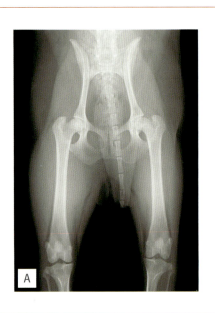
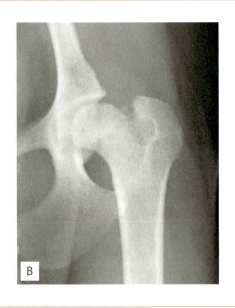

**図12　病初期のレッグペルテス病**
A：股関節腹背像　B：左股関節拡大
左股関節のレッグペルテス病。臨床徴候からレッグペルテス病を疑ったのだが大腿骨頭の変形が少なく、X線写真だけで確定診断には至らなかったためCT撮影を依頼された。

## CTによる整形外科疾患の理解

　CT画像は疾患を理解するために使用することができる。X線写真でみつけた読影サインをCT画像で確認することで、病態の理解に役立つだけでなくX線写真の読影能力も向上するだろう。X線写真では二次元的な情報として受け取るX線サインも、CT画像で同じ病変を確認することによって三次元的に理解することができる。ヒトはもともと物体を三次元的に理解して生活しているので、X線写真よりもCT画像のほうが深く早く理解できるようだ。これをCTを用いた「感覚的理解」という。X線写真の読影に秀でた人は頭の中でX線写真の情報を三次元的に組み立てている。整形外科医などは手術をしているときに直接骨をみて認識しているので、三次元的理解に有利である。しかし、手術によって経験を積むには多くの時間を要し、そもそも近年の分業化された獣医療では整形外科医が手術室に入ることすら少なくなっている。整形外科症例に対してメスを握らない整形内科を実践している獣医師にお勧めしたいのが、CT画像による感覚的理解である。

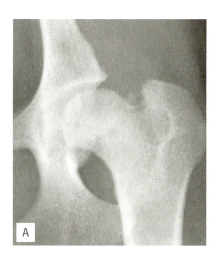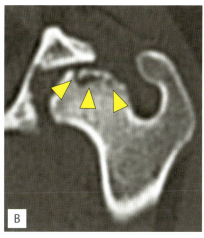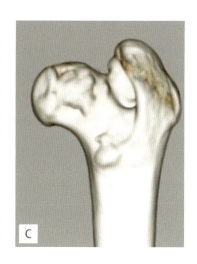

図13 軟骨下骨の壊死像
A：X線写真　B：CT断面像　C：3D-CT像
X線写真では変形が少ないように思えた大腿骨頭も，CTでみるとかなり変形していることが分かる。確定的な所見は軟骨下骨の壊死（黄色矢頭）であり，レッグペルテス病との診断を得ることができた。

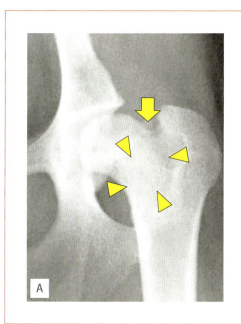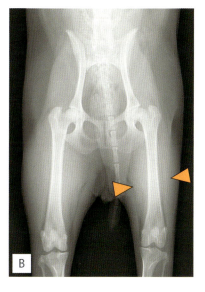

図14 X線サイン
A：股関節拡大　B：腹背像
黄色矢頭→大腿骨頸部のX線不透過性亢進
黄色矢印→大腿骨頸部のミネラル沈着像
オレンジ色矢頭→大腿部の筋萎縮

## レッグペルテス病

　レッグペルテス病も場合によってはCTの適応である。レッグペルテス病は大腿骨頭が壊死する疾患であるが，病初期は骨の変形が少なく診断に迷うことがある。「おそらくレッグペルテス病でしょう」という診断で大腿骨頭切除はできないのである。大腿骨頭の変形が著しい症例（**図11**）ではX線写真で十分診断できるが，病初期の症例（**図12**）では大腿骨頭の変形が少なく一見しただけではレッグペルテス病だと判断することは難しい。レッグペルテス病というのはまず軟骨下骨が障害を受けて，それから軟骨が障害を受ける。股関節周囲の骨組織の変形が進行するのはさらに進行したステージである。CT撮影では軟骨を描出することはできないが，軟骨下骨という軟骨の下にある「骨」は良好に描出することができる。そのため，X線写真で判断の難しいような初期のレッグペルテス病においても病変を明瞭に描出することが可能である（**図13**）。

　また，この症例は大腿骨頭の変形は少ないものの，よくみるとレッグペルテス病を示す複数の異常所見が認められている（**図14**）。これらを一つひとつCT画像で確認してみよう。

第2章　運動器疾患トライアル

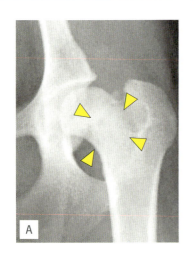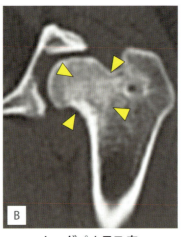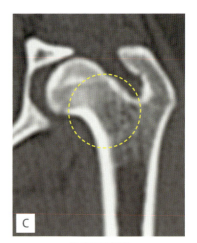

レッグペルテス病　　　　　参考正常像

#### 図15　大腿骨頸の骨硬化像
A：X線写真　B：CT断面像　C：参考正常像
レッグペルテス病における大腿骨頸部の骨硬化像を示している。X線写真では不透過性亢進として認められた変化（A矢頭）は，CT画像でみると骨皮質だけではなく骨髄にも波及する炎症と骨硬化像であることがわかる。大腿骨頭部に変化が乏しい初期のレッグペルテス病において，大腿骨頸部の骨硬化像は時に診断の決め手になる重要な変化である。

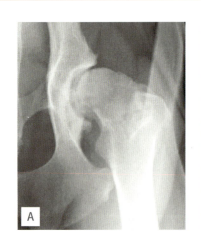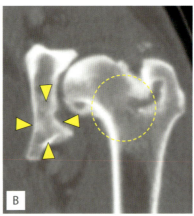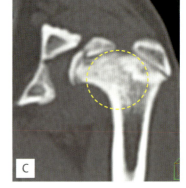

股関節形成不全　　　　　レッグペルテス

#### 図16　股関節形成不全症とレッグペルテス病との比較
A：股関節形成不全のX線写真　B：股関節形成不全のCT断面　C：レッグペルテス病のCT断面
AとBは慢性的な後肢跛行を示したゴールデン・レトリーバーの股関節である。股関節形成不全による骨関節症が顕著に現れている。進行した骨関節症であるのにもかかわらず，大腿骨頸部の骨髄における骨硬化像はわずかである（点線丸）。一方で，寛骨臼側においては骨硬化像が顕著である（B矢頭）。同じ股関節の疾患であるが，股関節形成不全とレッグペルテス病とでは異常所見が異なる場所に出ていることがわかる。

### 1. 大腿骨頸部のX線不透過性亢進像（図14黄色矢頭）

X線写真において不透過性亢進像として表現されているのは，炎症による骨硬化像のようである。CTで該当部の断面像を確認してみると，不透過性が亢進しているのは骨皮質だけではなく骨髄にも同様の所見が認められる（図15）。一方で，寛骨臼側の骨髄領域に不透過性亢進像は認められない。同じ股関節の疾患である股関節形成不全においては，寛骨臼側にX線不透過性亢進像が認められることが多く（図16），ここが鑑別ポイントとなる。レッグペルテス病は大腿骨頭壊死による炎症がスタートであるため，寛骨臼側ではなく大腿骨頭側から変化が始まるのだろう。多くの関節疾患で二次的な変化が周囲に現れている。これらを認識できると，病態把握だけではなく診断にも役立てることができる良い例である。

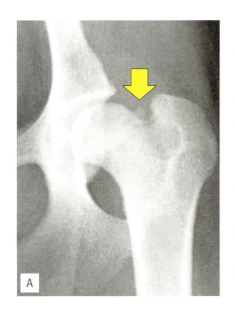
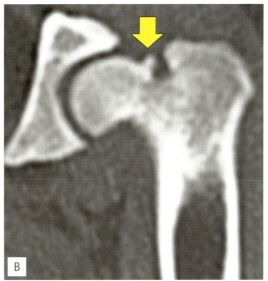
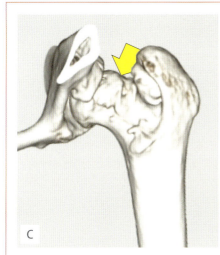
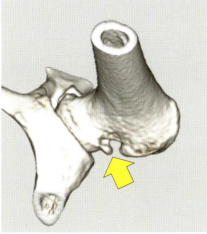
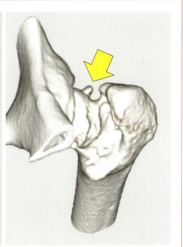

**図17 関節包付着部のミネラル沈着**
A：X線写真　B：CT断面像　C：3D-CT像
X線写真においてわずかな骨棘として認められる部位は，CT画像で確認すると大腿骨頭のやや後面に位置することがわかる（黄色矢印）。股関節の関節炎において病初期から認められやすい所見であるため，3D-CT像とともに覚えておくとよい。

### 2. 大腿骨頸部のミネラル沈着像（図17矢印）

　X線写真における大腿骨頸部のミネラル沈着像は，股関節の関節包付着部にミネラルが沈着したものと考えられている。この関節包の付着部は大腿骨頭の尾側観で確認できる（図17）。この変化はレッグペルテス病だけではなく，股関節形成不全症においても同じように認められるものである。股関節の骨関節炎においてかなり病初期から現れる変化であるため，疾患の初期サインとして覚えておくとよい。

## 第2章　運動器疾患トライアル

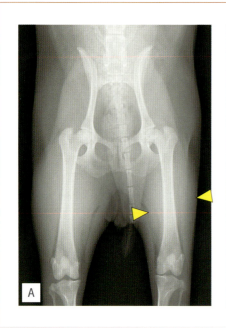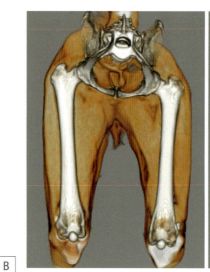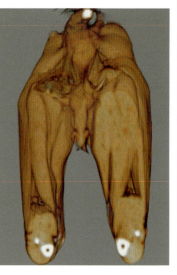

**図18　大腿部の筋萎縮**
A：X線写真　B：3D-CT像
X線写真において見落とされやすい大腿部の筋萎縮（矢頭）も3D-CT像でみると分かりやすい。レッグペルテス病は股関節の疾患であるが，シグナルメントは関節以外のさまざまな部位に現れていることが多い。本症例は痛みによって左大腿部の筋萎縮が顕著である。

### 3. 大腿部の筋萎縮（図18）

跛行診断においてX線写真を撮影したときは，つい骨や関節に目が行ってしまいがちであるが，読影は骨や関節よりも先に軟部組織から始めるとよい。大腿部の筋萎縮は見落とされやすい重要な所見である。患肢の痛みが強い疾患では筋肉の萎縮が認められる。大腿部の筋萎縮はレッグペルテス病だけではなく，股関節形成不全や前十字靭帯断裂の症例においても同様に認められる重要な所見である。膝蓋骨脱臼においても，日常的に痛みを感じている症例では大腿部の筋萎縮が認められる。つまり大腿部の筋萎縮があるということは，症例には看過できない強い痛みを発している疾患が存在しているとも捉えることができる。いずれの疾患においても，病初期というのは飼い主が認識する他覚的な臨床症状を発していないことがあり，大腿部の筋萎縮が認められている場合には，自覚症状として症例が痛みを感じているであろうことを飼い主に説明し，積極的な治療を促すとよいだろう。

### 股関節形成不全

股関節形成不全の診断にCT検査を必要とするケースはまれだと思われるが，CT画像は股関節形成不全の理解を深めるのに有効である。CT画像はX線写真よりも病態を表現するのに秀でているため，X線写真における変化が実際の骨ではどのようになっているのかを理解することに役立つ。たとえば，X線写真でピックアップした異常所見について「ちょっと痛いくらいだろう」と認識した症例も，CTで確認すると「これはかなり痛みがあるはずだから積極的な内科管理をしてあげたほうがよさそうだ」という評価に変わるかもしれない。X線写真の読影による主観的な異常レベルと，CT画像で確認できた主観的な異常レベルとを結びつけて理解し，最終的にはX線写真の読影だけでCT画像を思い浮かべられるようになる（図19～21）。

### 重度の四肢変形症例

成長期のトラブルによってもたらされた重度の四肢変形については，X線写真で認識するのは困難なことがある。変形にもパターンがあるため，多くの症例を経験すれば変形

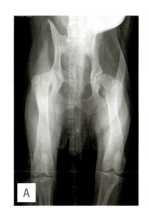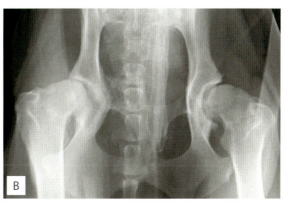

#### 図19 股関節形成不全のX線写真
A：股関節腹背像　B：股関節拡大
股関節形成不全をもつ患者のX線写真。股関節形成不全によるさまざまな異常所見が認められる。

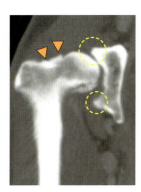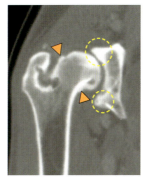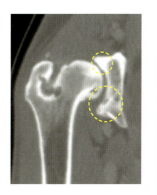

#### 図20 股関節形成不全症（CT断面像）
大腿骨頸部には炎症によって関節包の付着部に骨増生が認められる（オレンジ色矢頭）。寛骨臼の頭側と尾側にも関節炎による骨増生が認められる（黄色点線丸）。寛骨臼背側縁の骨増生はX線写真ではあまり評価できないが，CTでみるとかなりの変形が存在していることがわかる（黄色矢頭）。

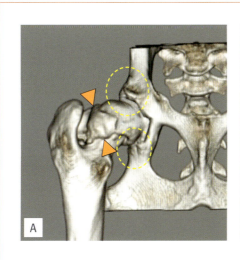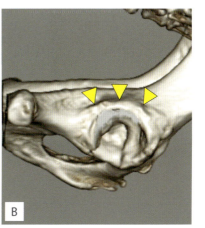

#### 図21 股関節形成不全の3D-CT像
A：股関節腹側観　B：右寛骨臼外側観
さまざまな異常は3D-CT像による描出でさらにわかりやすくなる。X線写真で確認できる異常についての主観的評価と，CT画像での主観的評価は一致しているだろうか。

# 第2章 運動器疾患トライアル

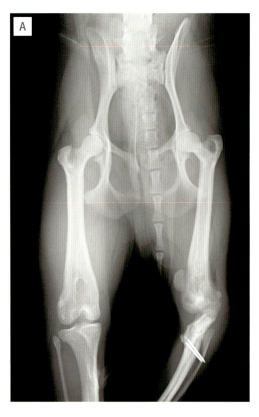
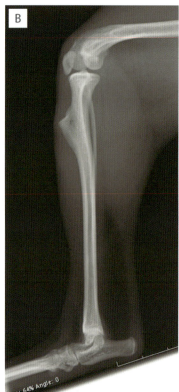
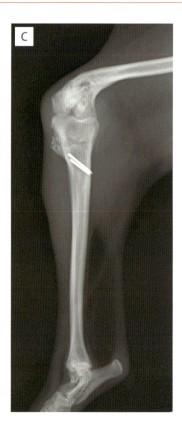

**図22 重度の四肢変形症例**
A：腹背像　B：右後肢　C：左後肢
右後肢は一見正常にみえるが，よくみると脛骨結節が遠位にあり膝蓋骨も遠位に変位している。左後肢における変形はより重度である。症例は左後肢を着地することができなかった。脛骨近位に，過去の手術によると思われるKワイヤーが2本認められることから，脛骨結節の転移術を受けたと推測できるが，膝関節がそのような変形を起こしているかよくわからない。

の状況を経験的に推測することができるが，プライマリー獣医師にとって重度の四肢変形症例の経験を積むことが非常に難しい現状がある。しかし，X線写真と3D-CT像を見比べることによって，まるで症例の身体検査をしているような疑似体験をすることができる。図22に紹介する症例は，幼犬時に受けた不適切な膝蓋骨内方脱臼手術によって重度の変形を起こした症例である。X線写真で重度の変形が認められることはわかるが，どこがどのような変形を起こしているのかを十分に理解するのは難しい。このような症例のCT画像をみてみると，膝関節がどのように変形しているのかを理解することができ，膝関節の変形が下半身全体に大きな影響を及ぼしていることがわかる（図23）。

## おわりに

プライマリーケアにおけるCT検査の位置づけはどのようなものだろうか。

CTは高度医療機器であり，現状では一般の動物病院で設置されている機器とはいいがたい。一般的には高度な医療が必要とされる症例や診断に困ったときに症例を紹介して診断してもらうためのツールというイメージだろう。多くの場合で全身麻酔が必要であり，数万円の費用も発生するため飼い主の負担も少なくない。大学病院などの二次診療施設が高度な医療を実施するときの検査機器であるという印象をもっている方も多いだろう。しかし，筆者が10年ほど前にプライマリーケア施設でCTを導入していろいろ使ってみると，その汎用性に驚かされた。獣医療とCTは非常に相性がよい。これまでのプライマリーケアの現場ではわからないことが多くて当たり前という認識であったが，CTを導入してからは調べてみれば原因がわかることが多く，診断がついてみれば，特殊な疾患ではなく日常よく遭遇する疾患であり，治療はプライマリーケア施設で十分に対応できることが多かった。CTはプライマリーケアで活躍している獣医師にこそ積極的に活用してほしいモダリティーである。

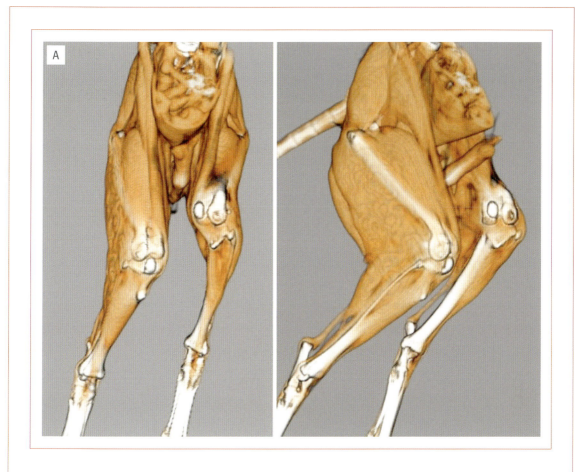

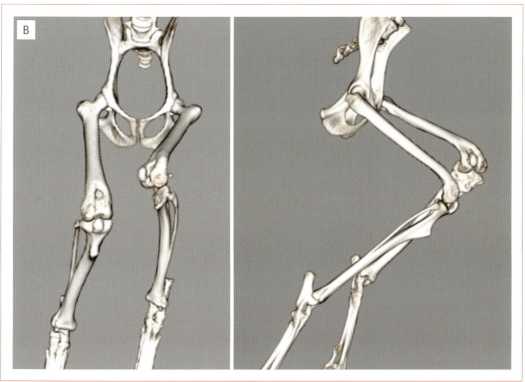

図23 3D-CT像
A：骨および筋肉の描出　B：骨のみ描出
3D-CT像では，骨だけでなく筋肉など軟部組織も一緒に描出することで症例の後躯がどのような状況になっているのか理解しやすい。膝関節が変形を起こしたことによって左後肢は全体が反変形し，重度の筋萎縮を起こしている。股関節から足根関節までのアライメントが内方にねじれてしまっていることがわかる。もし手術をするのであれば，その目的は膝関節を元に戻すことだけではなく，ねじれてしまった後肢のアライメントを戻すことに主眼を置かなくてはならない。

# 3 義肢というトライアル

島田 旭緒（東洋装具医療器具製作所）

## はじめに

　四足歩行の動物は肢を1本失っても，残りの3本が健常肢であれば歩行可能である。しかし，人は片足を失うと歩行できなくなるため，片足を失った人が歩行するには，義足が必要不可欠である。このように人と動物の義足の必要性には大きな差がある。また従来の獣医療においては，患肢断端の保護という観点から，四肢切断はできるだけ体幹部付近から行うことが一般的で，義肢を処方する選択肢はほとんど存在しなかった。そのため，義肢作製依頼の多くは獣医師の医学的見地ではなく，飼い主の心的希望によるものであった。

　しかし近年，義肢作製依頼は増加し，術前から義足使用を想定した切断位置決定を行う獣医師も増えてきた。

　筆者は，動物の義足について，従来の四足歩行を可能にし，QOLを向上する画期的な手段である上，複数の肢に問題を抱えている症例にも補助の効果を期待できるものと考える。

## 義肢の目的

　人の義肢では，義手と義足でその目的が大きく異なる。義足については人も動物も，目的は歩行に集約される。人の義手は，掴む，摘む，押さえるなど，作業を行うための機能が要求されるが，動物においての前肢義肢は，物を押さえる程度の機能のみで，歩行の補助が優先される。また，断端部位の保護や，脚長差の改善も義肢装着の大きな目的の1つである。

## 義肢利用のメリットとデメリット

　義肢の適応については，動物の体格，切断肢の位置及び断端の状況，飼い主を含めた動物の生活環境などを十分に考慮し，検討しなければならない。

### 1. 義肢利用のメリット

①日常生活における細かい動作性の向上。
②本来の四足歩行に近い歩様が可能となるため，跛行に起因した各関節への負担を軽減する。
③体格の大きな犬（大型犬）にとって，正常な体高を保ち，体重を支持することは健足関節の負担を減らすと考えられる。
④複数肢の断脚や，残存肢に関節の異常があるなど，重複した疾患に対して残された機能を可能な限り温存し，QOLを維持する。

### 2. 義肢利用のデメリット

①義肢作製から完成までには，動物の全身状態や活動性に応じて微細な調整が必要であり，時間がかかる場合がある。またその段階で作製自体を諦めざるを得ない状況もある。筆者は，8歳齢のラブラドール・レトリーバーの足根中足関節離断の義肢完成までに5カ月を要した経験がある。
②断端の皮膚管理は，術後から一生涯にわたり問題となる。術創や断端の皮膚は義肢による擦傷，日常生活による創傷などが起こりやすく，動物の性格や飼い主の状況により適切な管理ができない場合，義肢の使用は難しい。
③義肢本体は，メンテナンスが必要不可欠である。義肢が接地するゴム底，プラスチック，緩衝材，マジックテープなどは劣化するため，修理・修正しなければならない。そのため，飼い主には修理費用を含めた経済的な負担や，修理期間の患肢のケアなど，負担を強いることになる。
④義肢は構造上，装脱着時に複数のパーツを操作する必要が生じる。処方に際し，目的に応じた装着時間や頻度を決定するが，動物の性格や活動性または，環境によってはその操作が飼い主の負担となる。
⑤様々な理由から，義肢作製後期待した効果が得られな

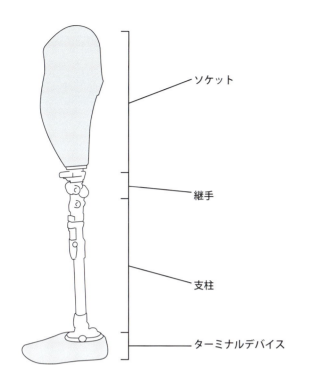

図1　大腿義足（骨格構造）

## 3. 骨直結型義足

骨直結型義足とは，1960年代に人で始まった手法で，患肢切断時に，骨髄内にチタン合金製のネジを埋め込み，そこに直接義肢を取りつけるという比較的新しい技術である。床からの入力や装着感に優れ，脱着も容易という利点はあるが，チタン合金の取り付けに加え，義肢を固定するための手術が必要なことや，合併症のコントロールなど，義肢の完成までに時間がかかること，また術者，装具士ともに高度な技術を必要とすることから，日本では普及に至ってはいない。

動物の骨直結型義足については，海外での報告はあるが，日本国内では報告がなく，現在金沢クラーク動物病院の友久学先生と，京都大学整形外科人工骨開発プロジェクトとの研究がなされている。

## 4. 作製の流れ

義肢作製は，切断後に型取り（採型）を行い，数日後に完成した義肢を装着する。しかし術後から，断端周径・形状の変動が安定した状態（成熟断端）となるまでに時間がかかり，創傷治癒段階からリハビリテーションの開始時期，より安定したソケット完成までの包帯法が考案されている（表1）。

## 動物の義肢作製の流れ

筆者は以下の工程を経て義肢を作製する。

術後，ある程度の浮腫の消退と創の治癒が完了する時期を2週間と想定し，型取りを行う。そこから2週間で本義足を作製し，適合から一定期間様子を診て，問題がなければ完成となる。

断端成熟による周径や形状変化に対しては，マジックテープなどの素材を用いて，調整可能な構造とする。患肢の萎縮が進み，ソケットが緩くなった場合は，クッション材を補充することで対応可能である。また，切断術後からは断端を十分に保護するよう，ギプス用綿包帯（オルテックス）などの衛生材料で断端を被覆する。

## 切断端

義肢作製において，患肢の先端に当たる切断端と義肢の接地面の構造は非常に重要となる。特に義肢内側底部の緩衝材は，材質や硬度，形状，厚さを患肢断端の状況に応じて決定するため，術後，義肢の使用を検討する場合，切断

---

い場合がある。義肢はオーダーで作製するため，基本的には返品に応じない。

以上のことを十分に説明し，飼い主の理解と協力を得る必要がある。

## 人の義肢

### 1. 歴史

人類における義肢の記録は，紀元前まで遡る。その後，第一次，第二次世界大戦で使用された火薬による四肢切断者の急増が，各国の国政レベルでの義肢研究を飛躍的に進歩させた。また，プラスチック素材の導入により，切断部に装着するソケットの製造が容易になったことも，現代の義肢発展に大きく寄与している。

### 2. 基本構造

義手・義足は，断端（切断部）を収納するソケット，関節の機能を有する継手，末端に接続された手足の機能を代償するターミナルデバイス，それぞれの部品を接続する支柱からなる（図1）。近年の骨格構造義肢では，モジュラー式（モジュール式）と言われる規格化されたパーツを切断レベルに応じて組み合わせて作製する。切断者の体力や健康状態，義足への要求，職業，個人的な環境などを考慮して，パーツの種類を選択している。

## 第2章　運動器疾患トライアル

#### 表1　切断術後の義肢装着時期

| | |
|---|---|
| 従来義肢装着法 | 術直後は，弾性力包帯を用い早期の浮腫消失を図る。創の治癒後，包帯の弾性と訓練により断端の残存浮腫の消退と軟部組織の萎縮を促す。成熟断端が完成した段階で義肢作製に取り掛かる。 |
| 早期義肢装着法 | 術直後にギプスソケットを取り付けて，断端成熟を促す。創の治癒後，即席の義肢(仮義足)を取り付け，できるだけ早い段階での義肢装着を目指す。 |
| 術直後義肢装着法 | 術直後，ギプスソケットにあらかじめ用意した仮義足を取り付ける。患肢と義肢の適合が早いという点では非常に優れた方法だが，本法をよく理解した外科医・優れた義肢装具士による治療用ソケットの作製，熟練したセラピストによる装着訓練・患者の協力が必要となり，高度な知識と技術が不可欠である。 |

#### 表2　動物への義肢の適応

| 前肢義肢の適応 | 小型犬 | 大型犬 |
|---|---|---|
| 指端部切断・離断 | ○ | ○ |
| 中手部切断 | ○ | ○ |
| 手根関節離断 | ○ | ○ |
| 前腕切断 | △ | ○ |
| 肘関節離断 | △ | △ |
| 上腕切断 | ー | ー |
| 肩関節離断 | × | × |

| 後肢義肢の適応 | 小型犬 | 大型犬 |
|---|---|---|
| 趾端部切断・離断 | ○ | ○ |
| 中足部切断 | ○ | ○ |
| 足根関節離断 | ○ | ○ |
| 下腿切断 | ー | △ |
| 膝関節離断 | ー | ー |
| 大腿切断 | ー | ー |
| 股関節離断 | × | × |

○：患肢に対する負重は可能で，義肢を使用した歩行が期待できる。
△：義肢の作製は可能だが，患肢に負重した十分な歩行が期待できない場合がある。
×：作製経験はないが，現状では作製不可能と考える。
ー：筆者に義肢作製経験がない。

時には可能な限り理想的な切断面を作成できる術式の選択が望ましい。理想の切断面を形成する際には，以下の点に留意する。

①切断面は，感染が完全にコントロールされていることが望ましい。汚染組織や創の離開による滲出液が存在せず，張りのある正常な皮膚である必要がある。
②骨切断端はできる限り滑らかに整形し，患肢に荷重した際に起こりうる問題を回避する。
③骨切断端は筋肉を含めた軟部組織で被覆し，義肢装着時の患肢への負担を軽減する。
④切断端の神経叢は，軟部組織中に埋没し，断端の疼痛を軽減する。

また作製時期や部位によっては，術後術創が治癒しても，浮腫の残存や軟部組織の廃用萎縮が起こるため，仮義足などを活用し，完成まで調整を行う必要が生じる。

## 義肢の適応

筆者の経験に基づく義肢適応の是非を表2に示した。

## 実際に作製した義肢の例

### ■前　肢

#### 1. 指端部切断及び離断

指端部の義肢は，掌球の欠損による断端部皮膚の保護と，患肢を接地する際の疼痛緩和が目的となる。構造としては，前腕部遠位から指端までを覆う形で，その素材は，プラスチックなどの硬質な物を避け，義肢による擦傷を予防する。また義肢内部の底面に緩衝材を設けることで，断端部の保護と，脚長差を補填する。第2及び，第5中手骨頭と手根関節部の突出した骨の形状を利用し，そこに固定用のバンドを設置して装着時の安定化を図る。またさらに，義肢の

脱落を防ぐには，手根関節の骨の形状を利用して，手根部近位で固定する。（図2，3）

## 2. 中手部切断

中手部の義肢は，温存できた中手骨が短く不安定な場合，義肢作製において手根関節を再建することは難しい。そのため，次項で述べる手根の義肢と同様に，前腕部で体重を支持し全体の安定化を図るため，手根関節を固定した構造となる。大型犬など，中手骨が機能的にも十分な長さで温存できた症例では，手根関節の動きを生かし，中手部と前腕部の両方で体重の保持と安定化を図る。義肢内部の底面には緩衝材を設け，義肢と皮膚が接触する部分は，擦傷を防ぐため柔らかいスポンジなどで覆うようにする。義肢の脱落を防ぐには，手根関節の骨の形状を利用して，手根部近位で固定する。また，遠位方向のずれに関しては，肘の関節近位（上腕骨内外顆及び，肘頭）に固定用のバンドを設置する（図4）。

## 3. 手根関節離断

手根関節離断の義肢は，前腕部に主な体重支持と義肢全体の安定を任せる。前項の手根義肢と同様に，義肢内部の底面には緩衝材を設け，義肢と皮膚が接触する部分は，擦傷を防ぐため柔らかいスポンジなどで覆うようにする。義肢の脱落を防ぐには，手根関節の骨の形状を利用して，手根部近位で固定する。また，遠位方向のずれに関しては，肘の関節近位（上腕骨内外顆及び，肘頭）に固定用のバンドを増設する。（図4）。

加えて，ミニュア・ダックスフンドなど肘関節部の骨の形状が凹凸に乏しく，肘関節での固定が難しい場合には，さらに体幹に固定具を付け加える。これは上腕部外側から背側（首の付け根）を通るバンドで，腹側（首の付け根）から上腕部内側と接続し，義肢全体を体幹部で吊り上げる。（図5，6）。

## 4. 前腕切断

前腕部切断の義肢は，可能な限り肘関節の機能を温存し，歩行周期中の遊脚期におけるトゥクリアランス（床面とつ

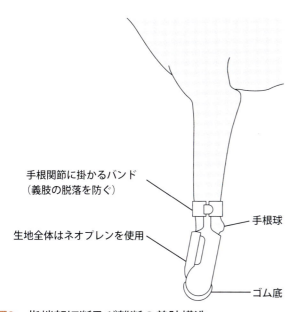

図2　指端部切断及び離断の義肢構造

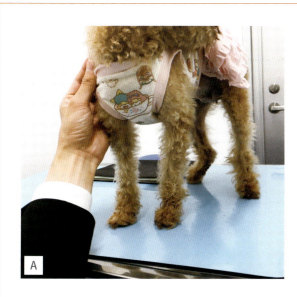
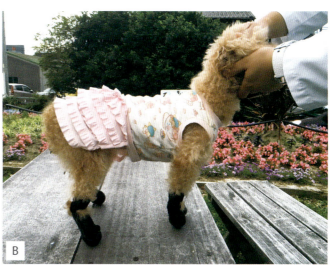

図3　肢端部離断症例の義肢装着前（A）及び装着後（B）
トイ・プードル，雌，避妊済み，推定5歳齢。本犬は迷い犬であり，詳細は不明である。四肢全ての肢端は基節骨から脱落しており，歩行に支障があった（A）。原因は寒冷凝集素症と診断され，義肢が依頼された。本症例は，義肢装着直後から順調な歩行を確認した（B）。

# 第2章　運動器疾患トライアル

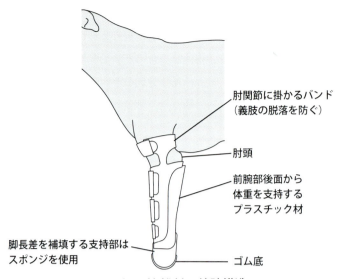

図4　中手部切断・手根関節離断の義肢構造

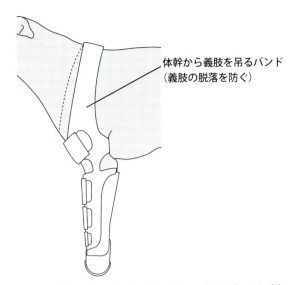

図5　図4の構造に体幹からの懸垂バンドが加わった義肢
図6の症例で使用されている構造である。

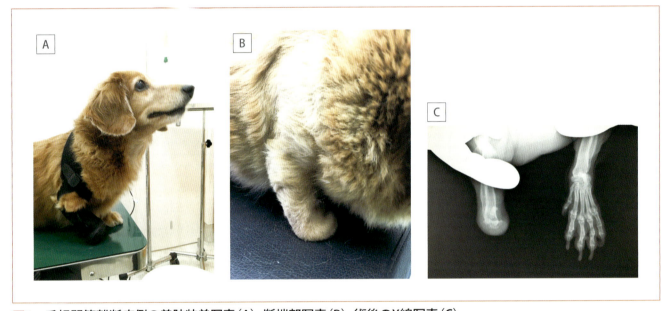

図6　手根関節離断症例の義肢装着写真(A)，断端部写真(B)，術後のX線写真(C)
ミニチュア・ダックスフンド，雌，避妊済み，13歳齢，6kg。悪性神経鞘腫により，断脚を余儀なくされた。断脚はあらかじめ義肢作製を想定し，右手根関節からの離断となった。義肢装着後は散歩中に，歩行だけでなく走行も可能となり，QOLは著しく向上したため，飼い主の満足度の高い症例である。

ま先の距離）を保つことで，切断肢を円滑に前方へ振り出せるよう配慮する。構造は手根関節離断の義肢と同様に，前腕部に主な体重支持と義肢全体の安定を任せる。しかし，前腕部の長さが短い場合には，肘関節の機能を温存することが不可能なため，肘関節を固定して，上腕部と肩甲部で安定化を図る（**図7**）。義肢内部の構造と固定については，前項に準ずる。

## 5. 肘関節離断

　肘関節から離断した肢の義肢は，肘関節の機能を完全に喪失しているため，遊脚期における肢の前方振り出し運動を，肩関節と肩甲骨の動きに依存する。また，この義肢作製においては，遊脚期のトウクリアランスに余裕がなく，切断肢の遊脚中期（肢を前方に振り出す際，義肢先端が床面に一番近い時期）の長さを正確に調節することが最も重要となる。しかし，この義肢は，円滑な歩様を行う長さを確保すると，横臥位などの静止時には邪魔になるため，使用は運動時に限定される。また現在は，義肢のアライメント調節に関する基準がなく，義肢足底部の正確な位置決定には時間がかかる。構造としては，上腕部と肩甲部に主な体

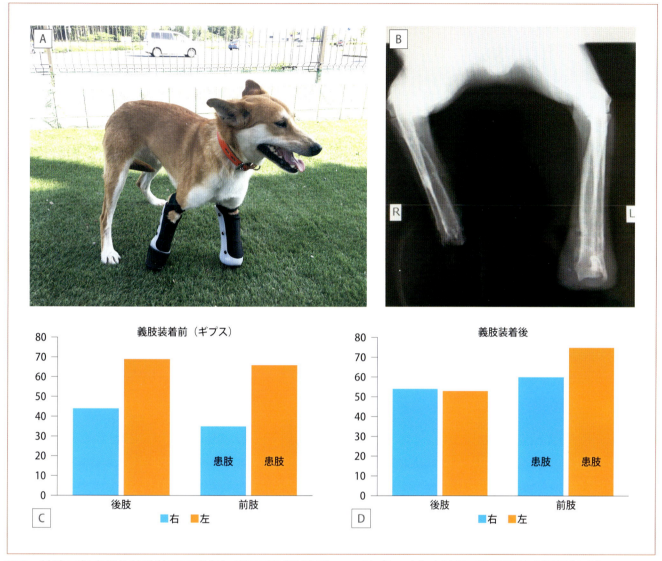

**図7 前腕切断症例の義肢装着写真(A),X線写真(B)及びフォースプレートにおける四肢荷重値の評価(C, D)**
雑種,推定5歳齢,雄,体重14kg。症例(A)は迷い犬であり,保護された際,両前肢肢端に重度の外傷と骨折が認められた(B)。右前肢は橈尺骨遠位端からの離断,左前肢は手根関節からの離断となった。フォースプレートを使用した計測において,義肢装着後はデータ上も前肢に十分荷重し(C, D),走行も可能となった。
C:フォースプレートにおける四肢荷重値の評価(義肢装着前)。
D:フォースプレートにおける四肢荷重値の評価(義肢装着後)。

重支持と義肢全体の安定を任せる。義肢内部の底面には緩衝材を設け,義肢と皮膚が接触する部分は,擦傷を防ぐため柔らかいスポンジなどで覆うようにする。ソケットと足底部とを接続する支持部は,可撓性を有するプラスチック,殻構造のプラスチック,アルミ合金のパイプなどの硬質な素材を用いる（図8,9）。

## 6. 上腕切断

上腕部からの離断に対する義肢について,筆者は依頼を受けたことがない。
①肘離断の義肢同様,義足長（義足自体の長さ）は長く,接続側である断端部分が短いため,構造上安定性を保ち難い。
②患肢の残存部位が短く,ソケット上腕部内側構造において十分な固定強度が得られない。
③肩関節周囲の筋組織は一部では欠損しており,残存する筋肉量が少ない。そのため,肩関節の可動域と動力を確保できない。
以上の点から,現状では義肢作製困難と考える。

## 7. 肩関節離断,肩甲骨の切除

義肢は,患肢の残存する関節か継手（義肢パーツ）を使い,肢を前に振り出して歩行を可能にするものである。つまり,義肢での歩行の条件は,患肢に関節が残っているか,

# 第2章 運動器疾患トライアル

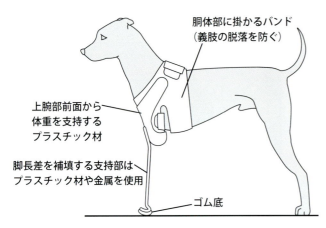

図8　肘関節離断の義肢構造

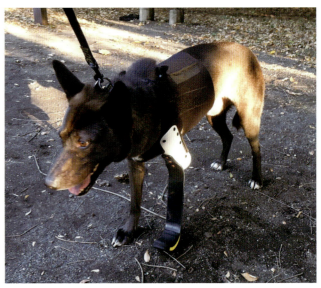

図9　肘関節離断症例の義肢装着写真
雑種，雄，推定3歳，20kg。本犬は迷い犬であるため，年齢や詳細については不明である。保護された際，すでに左前肢前腕の重度外傷があり，肘関節からの離断となった。本症例の義肢はいまだに作製途中であり，現在3回目の調整を行ったが，安定した歩様は得られていない。

関節の代わりとなるような継手を使用することである。現段階では，関節の代わりとなるような継手は開発されておらず，患肢に関節が残っていない場合には義肢不適応となる。

## ■後肢
### 8. 趾端部切断及び離断

　趾端部の義肢は，足底球の欠損による断端部皮膚の保護と，患肢を接地する際の疼痛緩和が目的となる。構造としては，下腿部遠位から趾端までを覆う形で，その素材は，プラスチックなどの硬質な物を避け，義肢による擦傷を予防する。また義肢内部の底面に緩衝材を設けることで，断端部の保護と，脚長差を補填する。第2及び，第5中足骨頭と足根関節部の突出した骨の形状（脛骨内果・腓骨外果・踵骨隆起）を利用し，そこに固定用のバンドを設置して装着時の安定化を図る（図3の症例）（図10）。

### 9. 中足部切断

　中足部の義肢は，体重の重い大型犬の場合，残存した中足部が短いと足根関節の機能は温存できないため，関節を固定して下腿部に主な体重支持と義肢全体の安定を任せる。体重の軽い小型犬などは，断端を保護する程度で下腿部の支持を必要としない。構造は義肢内部の底面には緩衝材を設け，皮膚と装具が接触する部分は，装着時の擦傷を予防するため，柔らかいスポンジなどで覆う。大型犬では，断端の負荷を軽減するため，下腿部前面をプラスチックなど硬質の素材で覆い，足底部に掛かる負重を下腿部前面に分散する。また足根関節部の突出した骨の形状（脛骨内果・腓骨外果・踵骨隆起）を利用した固定用のバンドを設置し，装着時の安定化を図る（図11, 12）。装着時に義肢全体が

回旋する場合は，大腿部を横断面で見たときの楕円状に，大腿に沿わせた硬めのバンドを装着し，義足本体とを膝関節を継手によって接続する（図13）。

### 10. 足根関節離断

　足根関節離断の義肢は，残存肢のみでは義足が脱落してしまうため，胴体の懸垂バンドが必要となる。義肢全体の安定性は下腿部，大腿部に加えて胴体部の懸垂ベルトで保つ。主な体重支持は下腿部で行う。義肢内部の底面には緩衝材を設け，義肢と皮膚が接触する部分にも，擦傷予防のため柔らかいスポンジなどで覆うようにする。大腿部・下

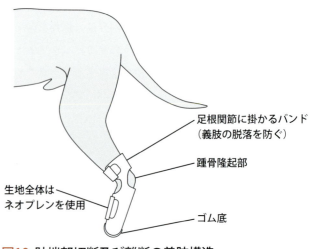

図10　趾端部切断及び離断の義肢構造

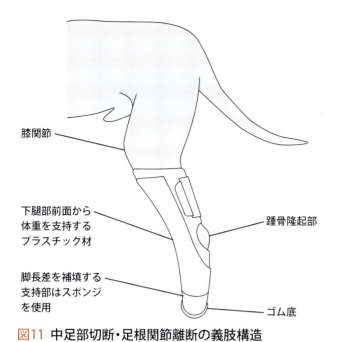

図11 中足部切断・足根関節離断の義肢構造

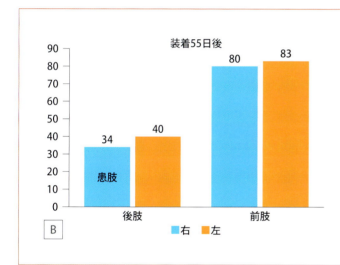

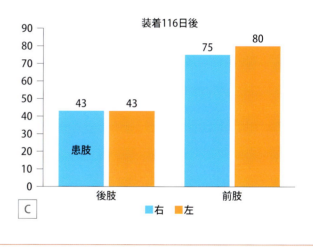

図12 中足趾節関節離断症例の義肢装着写真（A）及びフォースプレートにおける四肢荷重値の評価（B, C）
ラブラドール・レトリーバー，雌，9歳。肢端にできた軟部組織肉腫摘出のため，右中足趾節関節からの離断となった。本症例は義肢装着後（A），データ上でも患肢に十分な荷重（B, C）が確認でき，安定した歩行が得られた。
(B)フォースプレートにおける四肢荷重値の評価。義肢装着55日経過後。
(C)フォースプレートにおける四肢荷重値の評価。義肢装着116日経過後。

腿部の連結は，膝関節機能を妨げないよう継手などを使用する。下腿部前面をプラスチックなど硬質の素材で覆い，足底部に掛かる負重を下腿部前面に分散し，また体重荷重の際の安定化を図る。脚長差については，比較的低い位置での短い補填で済むことが多く，スポンジなどの柔らかい素材を選択した症例が多い（図14）。

## 11. 下腿切断

下腿部切断の義肢は，切断肢のみでは義肢を固定できないため，胴体の懸垂バンドを必要する。義肢全体の安定は下腿部，大腿部に加えて胴体部の懸垂ベルトとなる。主な体重支持は下腿部に任せる。義肢内部の底面には緩衝材を設け，義肢と皮膚が接触する部分は，柔らかいスポンジなどで覆うようにする。大腿部・下腿部の連結は，膝関節機能を妨げないよう継手など使用する。下腿部前面をプラスチックなど硬質の素材で覆い，足底部に掛かる負重を下腿部前面に分散し，また体重荷重の際の安定化を図る（図14参照）。

# 第2章　運動器疾患トライアル

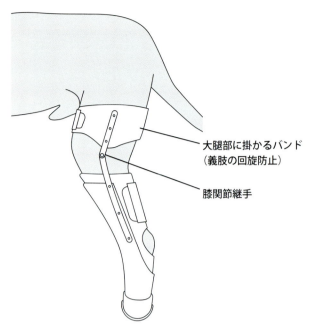

図13　図11の構造に大腿部のバンドを加えた義肢

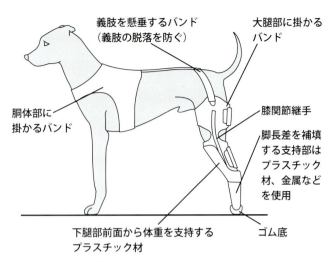

図14　足根関節離断及び下腿部切断の義肢

筆者は脛骨・腓骨の長軸中央の切断では義肢作製の経験があるが、それ以上の近位の切断では経験がない。つまり、膝関節機能を活かすことができない下腿部短断端は経験がない。

## 12. 膝関節離断及び大腿切断

膝関節より近位での離断義肢について、筆者は依頼を受けたことがない。

① 肘離断の義肢同様、義足長（義足自体の長さ）は長く、接続側である断端部分が短いため、構造上安定性を保ち難い。
② 患肢の残存部位が短く、ソケット内側構造において十分な固定強度が得られない。
③ 残存部位の筋肉量が少なく、股関節の可動域と動力を確保できない。
④ 大腿部は上腕部と比べて、軟部組織が多くソケットが適合しにくい。

以上の点から、現状では義肢作製困難と考える。

## 13. 股関節離断

義肢での歩行の条件は、患肢に関節が残っているか、関節の代わりとなるような継手を使用することである。肩甲骨で切除時と同様、体幹に直接安定した歩行可能な義肢を接続することは難しく、現状においてその技術は確立されていない。そのため、大腿骨からの離断に関しては、義肢作製不適応である。

## おわりに

筆者が動物用義肢を作製した経験はまだ50例ほどであるが、依頼は年々と増えている。また、従来の体幹部付近から四肢切断が行われた症例には義肢不適応として、多くの作製依頼を断ってきた。今後は、ソケットによる効率的な体重荷重理論及び適合技術の向上、関節パーツの開発によって適応範囲を広げたい。

**参考文献**

1. 日本整形外科学会，日本リハビリテーション医学会監修（2014）：義肢装具のチェックポイント，第8版，医学書院，東京．
2. 日本義肢装具学会監修（2013）：装具学，第4版，医歯薬出版，東京．
3. 石川明（2011）：理学療法テキスト　装具学，中山書店，東京．
4. 加倉井周一ら（2000）：新編　装具治療マニュアル　―疾患別・症状別適応―，医歯薬出版，東京．
5. Pat McKeeら（1998）：新しい装具学，協同医書出版社，東京．
6. 白石吉彦ら（2016）：THE 整形内科，南山堂，東京．
7. ファームプレス（2015）：One theme mook［アーチ］04　動物理学療法・リハビリテーション2016実践，ファームプレス，東京．
8. 望月学監修（2015）：犬における義肢装具の使用．SURGEEON 111：88-102．
9. 中嶋耕平ら（2010）：よく遭遇する疾患（代表的疾患）下肢の捻挫（靱帯損傷），MB Orthopaedics，23（5）：13-21．
10. 平澤泰介（2007）：装具のチェックポイント　上肢装具，義肢装具のチェックポイント，日本整形外科学会，日本リハビリテーション医学会監修，第7版，pp87-208，医学書院，東京．

**一次診療に必要な情報だけを、皮膚科のスペシャリストが執筆！**

# 獣医臨床皮膚科学 OPEN GATE

**好評発売中！**

## POINT

1. 日本の皮膚科診療におけるエキスパート6名が執筆
2. 遭遇率の高い「感染症、アレルギー、アトピー、脂漏症、脱毛症」を中心に解説。
3. 一次診療で行う皮膚科診療の入門書として最適。

### こんな先生にオススメ！

1. これから皮膚科を学ぼうとしている先生
2. 学習量に対して臨床での成果が十分でないと感じている先生
3. 一次診療で最低限押さえておきたい知識を得たい先生

通常価格 **7,000円**（税別）

監修：中島尚志（HJS代表）
A4判/並製本/118頁/オールカラー

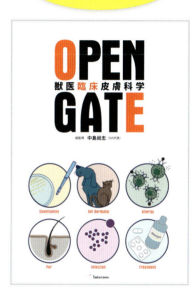

---

## 症例写真が豊富でわかりやすい！

遭遇率の高い「感染症、アレルギー、アトピー、脂漏症、脱毛症」の症例写真を豊富に掲載しているため、診断の際に役立ちます。

CHAPTER 7 「犬の非炎症性の脱毛疾患と治療」

---

### 正しい検査法や治療法をわかりやすく掲載！

一次診療の現場で最低限押さえていきたい、皮膚疾患の正しい検査法や治療法を、わかりやすく解説。

### スキンケアや猫の皮膚疾患についても掲載！

皮膚疾患の予防や治療成績を上げるために重要とされているスキンケアや、来院増加が予想される猫の皮膚疾患についても掲載！

### 著者＆目次

はじめに / 中島尚志（HJS代表）
- CHAPTER 1　臨床医が行うべき皮膚科疾患への診断アプローチ：岩﨑利郎（東京農工大学名誉教授、北摂ベッツセンター VetDerm Osaka 代表）
- CHAPTER 2　皮膚科の検査を理解する：関口麻衣子（アイデックス ラボラトリーズ株式会社）
- CHAPTER 3　皮膚感染症を考える：伊從慶太（Vet Derm Tokyo）
- CHAPTER 4　アレルギー性皮膚疾患を理解する：村山信雄（犬と猫の皮膚科）
- CHAPTER 5　犬アトピー性皮膚炎の核心と Up To Date：村山信雄（犬と猫の皮膚科）
- CHAPTER 6　脂漏症の病態と対策：伊從慶太（Vet Derm Tokyo）
- CHAPTER 7　犬の非炎症性の脱毛疾患と治療：横井愼一（泉南動物病院）
- CHAPTER 8　結果を出すスキンケア：関口麻衣子（アイデックス ラボラトリーズ株式会社）
- CHAPTER 9　猫の皮膚疾患の基礎：神田聡子（Vet Derm Tokyo）

---

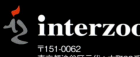

〒151-0062 東京都渋谷区元代々木町33番8号 元代々木サンサンビル2階

受注専用TEL. **0120-80-1906** お電話受付：平日10:00～18:00
受注専用FAX. **0120-80-1872** FAX受付：年中無休・24時間受付
●インターネットで https://interzoo.online/

Facebook 好評配信中

# 4 運動器への代替医療トライアル —中医学編—

作佐部 紀子（日本獣医中医薬学院・安房中央動物病院）

## はじめに

整形疾患（運動器疾患）に対して，標準治療を押さえている重要性は言うまでもないことだが，患者の状態や飼い主の要望を考慮した時に，必ずしも常に同じアプローチができるとは限らない。代替医療というと，そのような折に「仕方なしに」実施する治療法というイメージがあるが，標準治療を行うと同時に補完的に取り入れることで，より短い治療期間で，患者にとってより利益のある獣医療を提供できる場合もある。その代替医療の中でも日本人に特になじみのある鍼灸・漢方について概説し，一次診療施設でどのように取り入れているかについて紹介する。

## 補完代替医療

補完代替医療には表1に示したとおりさまざまな手法があるが，すべてにおいて共通する目標は，患者自身の持つ自己治癒力を引き出し，その力が十分発揮できる状況を提供することにある。もちろん，整形外科的標準治療によって，限りなく元の物理的状態に整復することもこの状況改善の一つと言える。ただし，患者によって備えている自己治癒力の大きさが全く違う。若くて元気な患者が膝蓋骨脱臼を起こした時に治ろうとする力と，老齢で慢性鼻炎や心疾患を持った患者が交通事故にあった場合を想像すると，患者個別で自己治癒力に差があることがわかるだろう。そこで，このような獣医療を提供する際にはその患者を取り巻く全体（身体面・精神面・金銭面・飼い主が手をかける時間など）がどのようなものかという情報を患者や飼い主から受け取り，それに合わせた手法や強度で処方することが肝要であると考える。

## 獣医中医学

日本では普段の生活の中で，特にお年寄りは整形疾患で鍼灸院に行くことがあったり，スポーツ選手に専属の鍼灸師がついていたりすることでもわかるとおり，鍼灸の効用は広く知られているため取り入れやすい手法だと言える。

中獣医学的アプローチには鍼灸，漢方，推拿，気功，食養生などがある（表2）。鍼灸は穴（ツボ）に針やお灸などで刺激を与えること，漢方は生薬を組み合わせた方剤（合剤でできたいわゆる漢方薬）を主に服用すること，推拿は穴や患部を施術者の手指や腕を使って体表面を推したり，つまみ上げたりすること（指圧やマッサージ），気功は自然の中にあるエネルギーを施術者の体を通して患者に通すこと（平易には「治癒を祈る」ことも含む），食養生は中医学的な食事指導である。いくつも手法があるので難解に感じるが，すべてにおいて基礎理論は共通である。

### 表1 米国の国立補完代替医療センターによる分類

| 分類と名称 | 内容 |
| --- | --- |
| すべての医療体系 | ホメオパシー，自然療法（ナチュロパシー），伝統的中国医学，インドのアーユルベーダ |
| 心と体の医療 | 瞑想，リラクセーション，催眠療法，芸術療法，音楽療法，ダンス療法 |
| 生物学に基づく医療 | ハーブ，健康食品，ビタミン |
| 整体や身体に基づく鍛錬 | カイロプラクティス，マッサージ，指圧，リフレクソロジー |
| エネルギー療法 | 電磁療法，レイキ，セラピューティック・タッチ，気功 |

### 表2 中獣医学的アプローチ法

・鍼灸
・漢方
・推拿（按摩）
・気功
・食養生
　四診（望聞問切）合参により弁証論治する。

### 表3　陰陽分類の例

| 属性 | 陽 | 陰 |
|---|---|---|
| 自然現象 | 天日昼晴 | 地月夜雨 |
| 空間位置 | 外上前右 | 内下後左 |
| 運動状態 | 動昇浮進 | 静降沈退 |
| 生命現象 | 生長 発育 | 老衰 成熟 |
| 時間 | 早 | 遅 |
| 形質 | 無形 機能 | 有形 物質 |
| 温度 | 温熱 | 涼寒 |
| 明度 | 明 | 暗 |
| 機能状態 | 興奮 亢進 | 抑制 衰退 |
| 厚さ | 厚 | 薄 |
| 透明度 | 清 | 濁 |
| 速度 | 速 | 遅 |
| 重量 | 軽 | 重 |

### 表4　実用的な陰陽分類

| 分類 | 陽 | 陰 |
|---|---|---|
| 動物部位 | 表背上外 | 裏腹下内 |
| 組織 | 皮毛腑気衛機能 | 筋骨臓血営物質 |
| 作用 | 興奮 亢進 | 抑制 衰退 |
| 病証 | 表証 熱証 実証 | 裏証 寒証 虚証 |
| 脈象 | 浮数滑実洪大 | 沈遅渋虚細小 |

### 表5　五行色体表（動物）

| 五行 | 木 | 火 | 土 | 金 | 水 |
|---|---|---|---|---|---|
| 臓 | 肝 | 心 | 脾 | 肺 | 腎 |
| 腑 | 胆 | 小腸 | 胃 | 大腸 | 膀胱 |
| 体 | 筋 | 脈 | 肉 | 皮膚 | 骨 |
| 官 | 眼 | 舌 | 口 | 鼻 | 耳（二陰） |
| 神 | 魂 | 神 | 意 | 魄 | 志 |
| 志 | 怒 | 喜 | 思 | 悲 | 恐 |

### 表6　五行色体表（自然界）

| 五行 | 木 | 火 | 土 | 金 | 水 |
|---|---|---|---|---|---|
| 属性 | 生長舒展 | 温熱炎上 | 長養変化 | 清粛収斂 | 寒湿下降 |
| 色 | 青 | 赤 | 黄 | 白 | 黒 |
| 味 | 酸 | 苦 | 甘 | 辛 | 鹹 |
| 気 | 風 | 暑 | 湿 | 燥 | 寒 |
| 時 | 平旦 | 日中 | 日西 | 合夜 | 夜半 |
| 化 | 生 | 長 | 化 | 収 | 蔵 |
| 方 | 東 | 南 | 中 | 西 | 北 |
| 季 | 春 | 夏 | 長夏 | 秋 | 冬 |

## 基礎理論の概要

　中医学においては心身や各々の臓器を別々に考えず、生体は身体的にも精神的にもすべてにおいて統一された完全なものととらえる。健康や発病、治療を考えるうえで、生体の内外（体内の臓器、組織の状態と体外の環境）の関連は切り離すことができない。

　中医学の診断治療は「弁証論治」を中核に据えている。「証」とは、病の発生、進行、治癒の過程などで、その病理状態、生体の状態を表したもので、この証を様々な方法を用いて弁別することが「弁証」である。

　弁証論治は以下の3つの理論＋αを中心に検討しながら診断治療をすすめていく。

### 1. 陰陽論

　万物を構成する最小の物質は気であり、精気となって生命を形成する。気は対立する二つの気「陰陽」に分化して存在すると考える（表3）。疾病の発病は陰陽の動的平衡状態が失調することが原因である。陰陽どちらかが一方に対して旺盛になったり衰えたりする（偏盛偏衰）結果、陰陽失調状態となり、外邪に侵されやすくなったり、臓腑を傷つけて内傷病などを発病したりする。患者においては、たとえば毛並みもよく活発で、舌の色が赤く脈が浮大洪滑などの動物は陽証に属し、毛並みが悪く元気もなくて舌色が白く、脈が沈小細渋などの動物は陰証に属する（表4）。陰陽失調を回復させるためには、陰、陽のそれぞれが足りなければ補い、過剰であれば取り除く。

　本来、犬は陽が強い動物で暑い夏には熱中症を起こしやすく、猫は陰が強い動物なので夜行性で寒がりが多いと予測される。

### 2. 五行論

　自然界の陰陽に次ぐ動的な法則に五行論がある。すべての物を木火土金水の5つの行（エレメンツ）に分類し、それらの相互関係からすべての変化（自然、社会、疾病など）を説明する。木は樹木、火は火炎、土は土壌、金は金属、水は水であり、自然界に最も普遍的に存在する代表的な物質である。各エレメンツに属するものは各々のエレメンツの基本物質の性質を持つと考える（五行色体表、表5, 6）。たとえば、「木」と関係する臓は「肝」である（西洋医学の「肝臓」と同一ではない）。「木」の性質は「伸びやか」で、思い切り好きなだけの長さ、好きな方向に枝を伸ばす。木

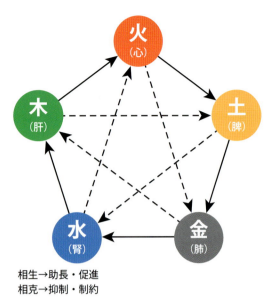

図1　五行の相生と相克

相生→助長・促進
相克→抑制・制約

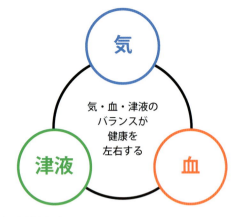

図2　気血津液論

の周りに棚やネットを被せると，枝や根を伸ばすことができずに，くねくねと折れ曲がり，絡み合ってしまう。肝の気も伸びやかでないとその生理機能を発揮できず，肝に熱がたまり，西洋医学の肝障害だけにとどまらず，下痢，血便，胆汁の嘔吐，血尿，眼振，斜頸，てんかん発作などを起こす。

またこれら5エレメンツは，陰陽と同様に動的平衡状態を保っている。それが，相生，相克関係である（**図1**）。これは，肝は肝だけで存在しているわけでなく，他の臓の心，脾，肺，腎とも密接に関連して，場合によっては病が他の臓へ伝変していくと考えられる。相生関係では，肝臓（木）に障害があると，腎臓（水）がそれを助けるようにエネルギーを使うので，病が長きにわたると腎臓まで疲弊してしまう。相克関係では，たとえば火（心臓）の勢いを水（腎臓）が抑制・制約することで調整される。心不全のある動物の治療には，腎不全に気をつける必要があることなどでこの関係がわかる。

五行色体表（**表5**）からわかるとおり，5つのエレメンツにはそれぞれ基本的性質を一つにしたグループがある。たとえば「木」のグループには肝，胆，筋（筋肉や腱），眼，爪などが属し，これらは「木」の性質，つまり自由，気まま，伸びやかな性質を好み，すべての機能は肝に帰納する。「肝」が傷つくと胆，筋，眼，爪も傷つく（肝に血が足らないと，筋肉が引きつったり爪が変形したりする）。また自然界では東，春，風というキーワードがあり，木の芽どきにてんかん発作を起こす動物などはこれに当てはまる（**表6**）。

また各エレメントには，それぞれの感情が割り当てられていて，たとえば「木」の性質の動物は怒って攻撃をしたりストレスをためたりしやすいので，肝に気がのぼりやすいと言える。

## 3. 気血津液論

気・血・津液とは，生命体を構成する基本物質であり，体液病理論に基づく中医学の中の重要な位置を占める（**図2**）。

気は万物の根本となる精微物質でエネルギーに富み，法則性の中で常に活発に動き回っている。血は血液であり，基本的な栄養物質で，気とともにさまざまな臓腑，器官の生理作用を発揮させる。津液は，生理的な体内の水液であり，体各所を潤わせたり，潤滑にさせたりする。

このように，気・血・津液は体の正常な生理作用を発揮させるために不可欠である。それと同時に，五臓六腑や経絡が正常に働くことによって新たな気・血・津液を生成する。気血が十分に存在し，滞りなく体の隅々に行き渡っていれば健康となる。気血に不足が生じたり，気血の循環や順路が乱れたりすると病となり，反対に疾病によって気血の乱れが引き起こされることもある。たとえば骨折すると，そこには気滞（気の流れが障害された部位）と瘀血（血行不良となって血が病的にたまった部位）が生じ，痛みのもとになる。気・血・津液の不足を補い，血・津液の過剰な病理産物（瘀血や痰飲）を散じて，気・血・津液を滞りなく全身に巡らすことができると病は改善する。

## 痺証と痿証

整形疾患に関わる症状には痺証，痿証などがある。痺証は，邪気が身体に侵入して気血の運行が悪くなったり，滞ったりすることによって，肌肉・筋骨・関節の痛み・痺れ・重だるさ・運動障害・腫脹などの症状を現す病証である。痿証は四肢の筋肉が弛緩・弱化し，病の進行とともに萎縮する病証である。

### 1. 痺証

閉阻不通により痛みを生じる痺証には関節炎（免疫介在性も先天性も後天性も含む），椎間板ヘルニア，脊椎炎，神経痛などがある。痺証の発生原因は，生気不足や衛外機能失調のため，風寒湿邪または風湿熱邪が虚に乗じて身体に侵入し，痛則不通を起こすことである。弁証（診断）には侵入した邪気は，どの種類が優勢なのか（寒邪か熱邪か風邪か湿邪か）と，痛みや麻痺の部位と程度，全身の状態はどうなのかをみていく。

- 治法：痛則不通には通則不痛の法則により，滞った気血の運行を改善する。そのためには温経散寒祛湿を行う。
- 穴の処方：委中，大椎（瀉法），大杼，肝兪，脾兪，腎兪，大腸兪（圧針），右陽陵泉（瀉法）を基本に痛みの強い部位や麻痺の強い部位の腰背部や四肢端の穴に火針，頸部痛には後渓（瀉法），上腕三頭筋痛には天宗を加える。
- 方剤：第一選択は疎経活血湯（風湿熱に陰虚と瘀血がある時）。冷えがより重い場合は大防風湯（風寒湿で気血両虚がある時）。引経薬として地竜を加えてもよい。

### 2. 痿証

四肢の力が弱まって無力となり，筋肉が委縮して運動障害や麻痺となる痿証には，椎間板ヘルニアの後遺症，脊髄炎は脊髄空洞症，多発性神経炎などによる運動機能障害も含まれ，無痛である。病因により以下の3タイプに分類され，鍼灸治療を主，方剤を従とする。

- 肺胃熱盛：温熱毒邪を感受して，肺津が灼傷される。興奮しやすい若齢犬に起こることがある熱中症。方剤：清燥救肺湯（去痰，理気，健脾，疏肝）。
- 湿熱浸淫：湿熱が経脈に侵入して気血が阻滞し，筋肉が栄養を失う。長時間濡れたままにした後の体の重だるさ。方剤：平胃散（去湿，理気，健脾）と黄連解毒湯（気血から去熱）の合方。
- 肝腎陰虚：肝腎の虚損により筋肉が栄養を失う。高齢で肝血腎精が不足したり，慢性経過により陰虚が回復しない場合に起こる。方剤：六味地黄丸（脾・肝・腎の三補三瀉），冷えが強い場合は牛車腎気丸（六味丸に補腎陽をプラス）。
- 穴の処方：委中/右肝兪（跳針），大椎（瀉法），肝兪，脾兪，腎兪（圧針），大腸兪（火針）

後肢には後上，中，下都穴，伏兎，四強（指示針として）→右陽陵泉。

前肢には前上，中，下都穴，肩髃（指示針として）→曲池（健康側または右側）。

麻痺の場合は補法テクニックで刺激する。

## 鍼テクニック

- 毫針：ディスポーザブルステンレス針の0～10番針で針長は3～5 cm（1寸～1寸6分）を主に使用する（図3）。
- 補法：針を刺入した後，皮膚を押し込むようにして針体を反復運針する。
- 瀉法：針を刺入した後，皮膚を引き上げるようにして針体を反復運針する。
  - 迎随補瀉：刺針する経穴の経脈の流注に沿って刺すと補法，流注に逆らって刺針すると瀉法となる。敏感な動物に向く。
  - 開合補瀉法：抜針後に素早く指で針痕を塞いで按揉すると補法，針痕を押手の親指と人差し指で押し広げるようにすると瀉法となる。

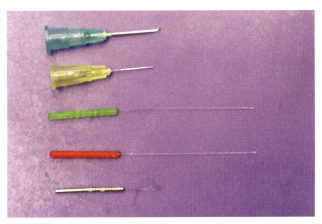

**図3　針各種**
上から，
21ゲージの注射針（比較用）。
30ゲージの注射針（神火針用）。
0.14×40の鍼灸針。
0.16×40の鍼灸針。
0.16の手針。

## 第2章 運動器疾患トライアル

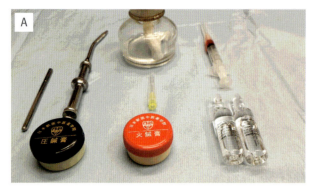
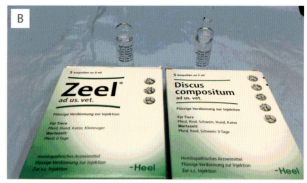

**図4　鍼道具各種**
A　左から，
　ダイオード棒（補瀉できる棒）：針で刺しにくいところに押し当てて使用
　圧針膏と圧針器：圧針の道具
　火針膏，30G注射針とアルコールランプ：神火針の道具
　ビタミンB12の入った注射器とホモトキシコロジーの注射剤：水針の道具
B　ホモトキシコロジーの注射剤．左は関節炎用，右は椎間板ヘルニア用．

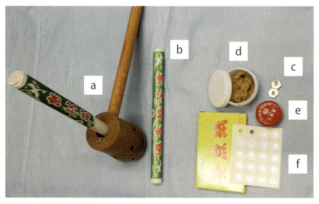

**図5　灸の道具**
a 棒灸を刺した温灸器．
b 棒灸．
c 銀色の紙に棒がついているのが台座灸．
d 白い入れ物に入っているのが艾．
e 赤い軟膏壺が火針膏．
f 灸点紙．

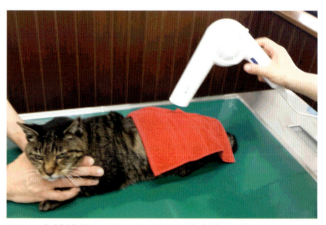

**図6　赤外線ドライヤーによる温熱療法の例**

跳針：針で皮膚をわずかにつつき破った後，針体を傾けて軽く持ち上げるように抜針し，開合瀉法する．
圧針：鍼灸膏を塗布して圧針器（**図4**）で穴を刺激する．
火針：30G 1/2インチの注射針（**図4参照**）を用い，火鍼膏を針先につけてからアルコールランプで軽く炙る操作を3回実施し，針先が熱で赤くなったら直ぐに浅く刺針する．1〜2穴にとどめて多用しない．
水針：ビタミンB12などを経穴に注射し，揉まずに放置することで，持続的に穴を刺激する方法（**図4参照**）．

## 灸テクニック

直接灸：灸点紙を経穴にはって火鍼膏かアロマオイルを置いてから動物によって適当なサイズの艾をのせて点火する（**図5d, e, f**）．

間接灸：棒灸はロール状にした艾に点火し，患部や経穴の上空の体表面から離れた場所より炙る（**図5a, b**）．患部から離れているため飼い主にも実施しやすいが，火傷に気をつけるように指導する．台座灸は市販のせんねん灸に着火してから経穴に貼りつけるのが簡易な方法なので飼い主にも実施してもらっている（**図5c**）．他にも飼い主向けには，赤外線ドライヤーで上から患部や経穴を温めてもらうことが最も簡単に実施できる方法だろう（**図6**）．

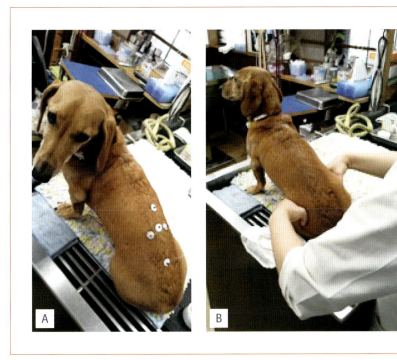

図7　椎間板ヘルニアの治療
A 灸の最中。
B 鍼灸によって改善したか脈診で確かめている。

■お灸を避けたほうがよい部位や状態
①感染症などで高熱を発している場合や外傷・化膿・急性炎症部位。
②妊娠中の下腹部。
③顔面，眼球，陰部。

## 症例1　椎間板ヘルニア

**患者動物**：ミニチュア・ダックスフンド（スムース，ゴールド），雄，（去勢済），8歳（図7）。
**現病歴**：4歳の頃から1月～4月に軽い痺証を起こしていた。8歳の冬は引っ越し先で過ごしていたが，3月初旬に突然の両後肢麻痺と背部痛を起こし，療養のために実家の近くにある当院に来院し，加療することとなった。
　X線撮影で左側L3-4とL4-5に椎間板腔の狭小化が認められた。後肢の脊髄反射は亢進，深部痛覚はあった。以上により，HansenⅠ型の椎間板ヘルニア，グレードⅣを疑う。
**望診**：L2-4を中心とした背湾姿勢は潜在する背部痛を疑う。標準～削痩ぎみで背筋がやや痩せている。皮膚が異常に伸展する。挙動は落ち着きなく不安。過敏体質。飼い主が見えると診察台から落ちそうになる。
**眼診**：球結膜に細かい血線。
**舌診**：瘀血，紅～紫舌，軽く痩薄。
**聞診**：普段は他犬を見ると飼い主の腕から伸びあがって吠えるが，初診日は吠えない。
**問診**：変わったことがあると下痢。今回も状況が受け入れられず，食欲低下と下痢。飲水は痛みによるパンティングのせいで多い。腰部の刺痛が強い様子で抱き方によっては咬もうとする。
**脈診**：沈，細。
**切診**：体幹はどこを触っても体を縮めて震える。後肢は浅部痛覚消失。
**診断**：痺証（痛痺），肝気不暢。
**治法**：通則不痛，温経散寒祛湿，舒肝理気。

### 処方

**第1・第2病日**
　大椎（瀉法），左か右下都穴置針，曲池の按揉，後肢の按揉臀筋，摩揉環跳，按揉陽経（陽陵泉，足三里）（図8）。

**第4病日以降**
　頭部，頸部の推法，大椎（瀉法），委中指（瀉法），腰部痛がとれてきたら，命門，腰陽関；施灸1壮，志室；長生灸1壮，大杼（圧針），右肝兪（跳針），脾兪，腎兪（圧針），右陽陵泉に置針したまま左曲池指（補法）または後肢の屈伸，左か右下都穴置針，痛覚が出てきてからは湧泉（指圧補法），環跳水針，後肢の按揉陽経（陽陵泉，足三里），按揉肩甲（図8参照）。

## 第2章 運動器疾患トライアル

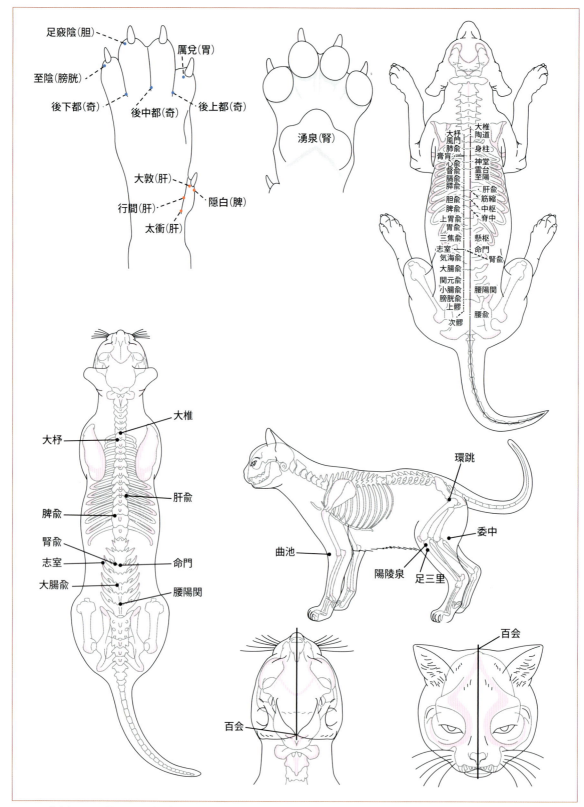

**図8 症例1, 2で使用した経穴**

大椎：C7-T1棘突起間。大杼：T1-T2間外側5分。肝兪：T9-10間外側5分。脾兪：T11-12間外側5分。命門：L2-3棘突起間。腎兪：L2-3間外側5分。志室：L2-3間外側3寸。腰陽関：L4-5棘突起間。
曲池：肘を屈曲してできる肘窩横紋の外方, 上腕骨外側上顆の前。
陽陵泉：脛骨粗面下端と腓骨頭を結んだ線のほぼ中央, 前脛骨筋中。
環跳：大転子の上の陥凹部。
足三里：膝蓋骨靭帯外方の陥凹部(外膝眼穴)から下方3寸。
委中：膝を屈してできる膝窩横紋の中央。
湧泉：後肢足底球付着部, 尾側縁中央陥凹部。
後肢の下都穴：後肢第4趾と第5趾間底部。
　＊前肢第3指の幅が1寸の目安。

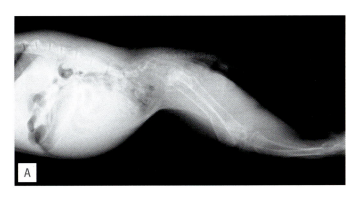
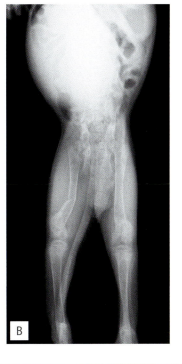

**図9 症例2のX線写真（治療前）**
A 右ラテラル像：腰仙椎部の湾曲。
B DV像：右大腿骨の若木骨折（骨皮質の菲薄化）。

### 漢方処方
　快元（イスクラ産業。活血益気，通絡化瘀，補脾健胃）1 T sid，初期3日間。
　通楽（イスクラ産業。祛風湿痺痛，通絡，舒筋，消食利水）1 T bid。

### 解説
　大椎で，麻痺によって散ってしまった気を集め，寒により凝縮した経絡を通す。下都穴を強めに補って，経絡の瘀血を取り除き，通経絡をはかる。曲池の按揉で痛みの緩和をし，陽陵泉と足三里を中心に後肢を按揉して経絡を通すようつとめた。
　第4病日以降は，頭部，頸部の推法にてリラックスさせた後に，大椎で通経絡をしつつ，委中を指で強めに刺激して舒筋通絡，利腰膝をねらった。腰部の十字灸にて，寒湿邪を取り除くとともに補腎した。背部兪穴では大杼で骨を補い，右肝兪跳針により，痛みからくる緊張を取り除いた。続けて脾兪腎兪を圧針して利湿と補腎して臓器の機能を高めた。陽陵泉で経脈の気をのびやかにして，麻痺によるイライラや緊張を解きつつ下都穴を捻針して通経絡した。痛覚が戻ってからは，下都穴のかわりに湧泉でマイルドに開竅，寧心した。さらに麻痺に対して，注射しやすい部位でもある環跳に水針をすることによって，後肢への刺激をやや長く持続させた。後肢の按揉で後肢の麻痺による気滞を動かし，按揉肩甲して前肢への負担軽減を図った。

### 治療経過
　脈は少しずつ太くなり，弦脈がとれてきた。患者動物は次第に痛みが緩和されてきて，十字灸ができるほどになってくると，かなりリラックスした。第5病日からは左側のCPが少しずつ戻ってきて膝を使って歩こうとし始めた。第21病日には痛みがひいてどんどん歩くため，コルセットも外して，散歩を開始した。引き続き1～2カ月に一度，鍼灸のために通院中。

## 症例2　若木骨折と脊椎損傷

**患者動物：** 日本猫，雄，（未去勢），3カ月齢。
**現病歴：** 10日前に兄弟げんか（同腹雄）をしてから跛行し始め，少しずつ回復してきたが，2日前に家人のはたき掃除に驚き，落下して以来，痙攣，両後肢麻痺，自力排泄不能となる。
　X線撮影で右大腿骨に若木骨折，腰椎脊損（図9）
　1カ月半前までは，猫用ミルク，それ以降は鳥胸肉のミンチと週に1回の鳥レバーしか与えていなかった。以上より，栄養不良による若木骨折と脊髄神経の損傷と診断した。
**望診：** 背湾姿勢と体を触ろうとすると怒るため背部痛を疑う。子猫として標準的な体格。
**舌診：** 紅（正常）。

# 第2章　運動器疾患トライアル

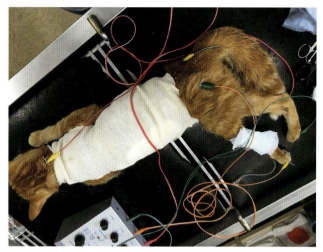

図10　電針中の別の症例

問診：食欲低下と排泄困難。

脉診：浮，弦。

切診：体幹はどこを触っても体を縮めて震える。後肢は浅部痛覚消失。

診断：痺証（痛痺）。

治法：通則不痛，舒肝理気。

## 処方

### 第1病日

ビタミンADE製剤注射，カルシウム製剤内服，子猫用総合栄養食開始，圧迫排尿。

### 第2病日以降

カルシウム製剤内服，子猫用総合栄養食，圧迫排尿・必要な時に圧迫排便。

頭部，頸部の推法，大椎（瀉法），左か右下都穴置針，後肢の按揉臀筋，摩揉環跳，按揉陽経（陽陵泉，足三里）。

痛覚と引き込み反射がない間は電針（大椎-腰陽関，右環跳-右下都穴または湧泉，左環跳-左下都穴または湧泉）(図10)。

腰部痛がとれてきたら，命門，腰陽関；施灸1壮，志室；長生灸1壮，大杼（圧針），肝兪，脾兪，腎兪（圧針），右陽陵泉に置針したまま後肢の屈伸，左か右下都穴（置針），痛覚が出てきてからは湧泉（指圧補法），後肢の按揉陽経（陽陵泉，足三里）。

### 解説

処方意義は症例1と大差ないが，若くて急性，麻痺が重度であったため，電針を実施して後肢へ強めの刺激を加えた。症状の改善にあわせて軽い刺激にしている。麻痺した肢への鍼灸療法を続けることで，早期に機能障害を改善できたと考えられる。

### 治療経過

弦脉がとれて患者動物は次第に痛みが緩和され，十字灸ができるようになった。第8病日からは引き込み反射が戻って電針と下都穴への刺鍼は痛いので終了した。以降は自力運動が出てきたので，灸やレーザーで腰背部を温め，圧針・推拿をするくらいにとどめた。後肢も使ってゆっくり歩行し始めたものの排泄困難が続いていたが，1ヵ月後に陰部の刺激で排尿できるようになった。さらに1ヵ月ほどでトイレでの自力排泄ができ，ほとんど正常な歩行ができるところまで回復した（図11）。

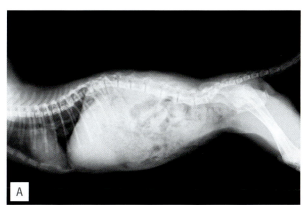
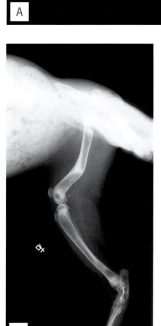
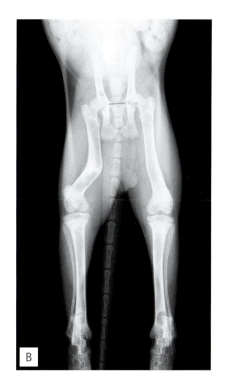

**図11 症例2のX線写真（治療後）**
A 右ラテラル像
B DV像
C 右大腿骨の骨折痕

## おわりに

　鍼灸治療のコツは「患者の気持ち良いところで終わりにする」ことで，治療に慣れてない動物や，怖がりの動物には軽い方法で刺激して，「続けて来院してもよい」くらいの気持ちで帰宅させたい。また，標準獣医療よりも患者の身体を補う方法が豊かであるため，その部分を特に幼若や高齢の動物に積極的に取り入れてもらいたい。本章が，整形外科疾患を患った動物を前にしたときに，標準獣医療の診断治療法に加えて，補完代替医療的に患者の全身を取り巻く状態を把握し，その患者に適切な刺激方法で，患者の治癒力を上げるというアプローチを，考えあわせていただけるきっかけとなれば幸いである。

　本稿を執筆するに当たり，ご指導いただいた日本獣医中医薬学院院長の山内健志先生をはじめ，このご縁をつないでくださった先生方に感謝いたします。

**参考文献**

1. 国分龍彦・山内健志（2013）：獣医 3-E 鍼法 臨床論 獣医領域における鍼灸・漢方治療（日本獣医中医薬学院編）．
2. 山内健志（2011）：基礎理論（日本獣医中医薬学院編）．
3. 山内健志（2011）：診断学（日本獣医中医薬学院編）．
4. 山内健志（2012）：経絡経穴論（日本獣医中医薬学院編）．
5. 山内健志（2013）：推拿学（日本獣医中医薬学院編）．
6. 山内健志（2016）：東洋医学（獣医中医学）からみた"痛み"とは，Felis, 9（1），118-126.
7. 金兌勝：漢方処方解読マニュアル（東海東医学研究会編）．
8. 高金亮 監修：中医基本用語辞典，東洋学術出版社．

【監修者プロフィール】

**中島 尚志**（HJS代表）

2012年に獣医師・動物看護師のための獣医療セミナー「ハイパージョイントセミナー（HJS）」を設立。HJSでは，講師が本当に伝えたい情報を主観的に選んで臨床獣医師に提供する"講師からアプローチするセミナー"を実施している

# 獣医整形内科 II
－運動器疾患のプライマリー診療－

2017年12月6日　第1版第1刷発行

| | |
|---|---|
| 監修者 | 中島尚志 |
| 発行人 | 西澤行人 |
| 発行所 | 株式会社インターズー |

〒151-0062
東京都渋谷区元代々木町33-8 元代々木サンサンビル2F
Tel. 03-6407-9661（代表）／ Fax. 03-6407-9374
振替口座　00140-2-721535
E-mail：info@interzoo.co.jp
Web Site：https://interzoo.online/

印刷・製本 株式会社 創英

乱丁・落丁本は，送料小社負担にてお取り替えいたします。
本書の内容の一部または全部を無断で複写・複製・転載することを禁じます。
Copyright © 2017 Interzoo Publishing Co., Ltd. All Rights Reserved
ISBN978-4-89995-934-2 C3047